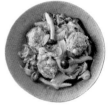

肝臓専門医 × 管理栄養士
が教える

肝臓から脂肪を落とす!
肝活レシピ

著者 ▷ 肝臓外科医 **尾形 哲**

レシピ考案 ▷ 管理栄養士 **牧野直子**

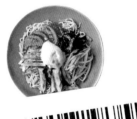

JN028675

新星出版社

肝活とは（かんかつ）

肝活＝肝機能を改善するために、自ら進んで行う、肝臓をいたわる活動のこと

（by 尾形 哲）

「肝活」7つの習慣

❶ 1日1回体重を記録（→P112）

❷ 飲み物は水・お茶・ブラックコーヒー（→P116）

❸ 1食の主食の量はおにぎり1個分に（→P5）

❹ 野菜は今までの2倍に（→P6）

❺ タンパク質はしっかり、大豆・魚・鶏肉優先（→P7）

❻ 超加工食品を減らす（→P117）

❼ 1日10分以上の運動（→P120）

本書ではその中でも肝（キモ）となる食事＝肝活レシピによる肝臓のいたわり方を提案します。

肝活すると肝臓から脂肪が落ちて、肝臓が元気になる！

⬇

肝臓が元気になると、やせて体の不調が消えていく！

⬇

健康的にやせる！ 疲れがたまらない！

ちなみに……人は肝臓からやせていくんです！
肝臓の脂肪が落ちる→内臓脂肪が落ちる→皮下脂肪が落ちる

**つまり……肝活すれば、
あらゆる不調改善➡生活習慣病を予防できる！**

肝活で目指すのは 3カ月で7%の体重を減らす！
➡ 7%の減量で脂肪肝は改善する！

体重85kgの人なら……
85×0.07（7%）＝約6kg減が目標

やせるならどっち？

やせるのは早いに
こしたことはない！？
1カ月で－6kg

OR

あせらずゆっくり2段階で!?
最初の1カ月で－2kg
3カ月後に合計－6kg

正解！

まずは、1カ月で－2kgから始めましょう

⬇ 最初の目標は無理のない範囲で！
最初の目標をクリアした人のほぼ100%が最終目標を達成！

無理しないから
始めやすい！

リバウンド
なし！

一生
続けられる！

スマート外来[*]の患者さんの80%が、
この2段階目標設定で体重7%の減量を
達成しています！

＊ スマート外来＝尾形 哲が担当する佐久市立国保浅間総合病院の肥満・脂肪肝専門外来

もう失敗しない 肝臓から脂肪を落としてやせる！ 肝活3つの食べ方ルール

肝臓に脂肪が溜まる理由

○糖質のとりすぎ

肝臓に脂肪が溜まるのは、脂質の多い食事のせいではありません。糖質由来の脂肪は脂質由来の約2倍。脂質のとりすぎはよくありませんが、その前に糖質を控えることが先決！

○食物繊維不足

便秘で便が長く腸にとどまると、さらに栄養素を吸収し脂肪蓄積を促進するだけでなく、便から発生する毒素も肝臓へ直送されるため、肝臓の負担を増加させます。便秘予防の食物繊維は肝機能にも◎。

○タンパク質不足

人体最大の糖の貯蔵庫は筋肉。筋肉量が減ると、貯蔵しきれない糖が増え、その糖が中性脂肪となって脂肪肝を招きます。筋肉の材料となるタンパク質はしっかりとること。

これらを改善するには…

ルールはたったの3つ

ルール1	1食あたりの主食は コンビニおにぎり1個分（ごはん100g）→P5
ルール2	野菜は今までの2倍食べる 目安は1日350g以上の野菜→P6
ルール3	体重（kg）をgに置き換えた分量の タンパク質を1日3回に分けて食べる→P7

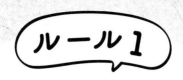

ルール1

1食あたりの主食は
コンビニおにぎり1個分

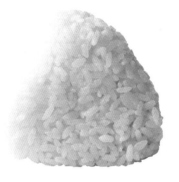

ごはん**100**g = 糖質**35.6**g
（〜70g）　　　　　　　（〜約25g）

毎食きちんとはかりましょう

糖質は、とりすぎるのはNGですが体のエネルギー源となる必要な栄養素。まったくとらないのではなく、減らせばOK。1食あたりの目安は、一般的なコンビニのおにぎり1個分＝ごはん約100g。お茶碗一杯分のごはんは約150g（糖質約53g）ですから、主食を2/3に減らすことから始めましょう。運動量の少ない人などは、無理のない範囲で70g（糖質約25g）にトライを。主食はごはん以外に、パンや麺類などでも糖質量を守ればOKです（P21）。

野菜は今までの2倍

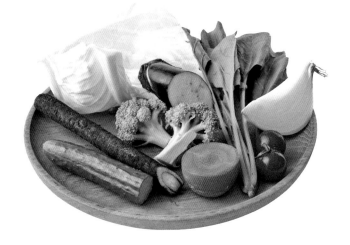

目標は1日350g以上

肥満・脂肪肝でスマート外来を受診される方は、野菜摂取量が日本人の推奨摂取量の約半分でした。そこで、野菜は今までの2倍を目標に。野菜不足は、つまりは食物繊維不足。便秘を招いて肝臓に負担をかけます。推奨量は1日350g以上。緑黄色野菜と淡色野菜をバランスよく食べましょう。野菜の小鉢1皿を70g、サラダ、野菜スープ、野菜炒めなどは1皿140gと考えると手軽に実践できます（P115）。

体重(kg)を gに置き換えた分量の タンパク質

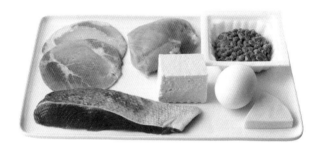

1日3回に分けて食べる

体重80kgの人の場合
＝80g/日

タンパク質は筋肉量維持・増加に必要な栄養素です。基礎代謝を上げて太りにくい体づくりに役立つほか、腹持ちがよいメリットも。1度にたくさんとるのではなく、1食あたり20〜30gを3回に分けてとるのがポイント。大豆食品、魚、鶏肉を優先し、卵、乳製品を含めバランスよくとりいれましょう。手軽に食べられるタンパク質"神セブン"「納豆・豆腐・ゆで卵・サラダチキン・ツナ缶・さば缶・ナチュラルチーズ」やコンビニでよくみかける豆腐バーもおすすめ。

食事に勝る薬なし！
肝臓が喜ぶ肝活定食とは

肝活での食べ方ルールはたったの3つ（P4〜7）。この3つさえ守ればカロリーは気にしなくてもOK。それが肝活定食の一番の特徴です。本書では、飽きずに無理なく続けられるよう、手軽でしっかり食べられる定食スタイルを提案しています。主食の量を減らしても、たっぷりのタンパク質と野菜（食物繊維）で満足感も十分。肝活定食を組み入れた1週間の献立例（Part5）も紹介しているので、参考にしてみてください。

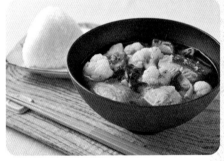

A定食（究極定食）
究極の肝活定食は
おにぎり1個分の主食と
具だくさんの
汁物でいい！

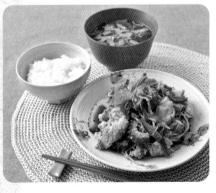

B定食（一汁一菜定食）
メインの一皿で
タンパク質も食物繊維も
しっかりとれる！

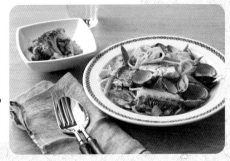

C定食（ワンボウル定食）
たまには丼や麺類を食べたい！
少ない主食でも
具材と副菜でボリュームたっぷり！

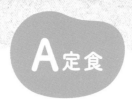

究極定食

A

肝臓先生イチ押し！
作るのは汁物だけでOKのシンプル定食

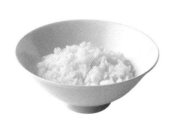

コンビニおにぎり
1個分のごはん（100〜70g）

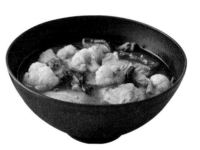

タンパク質と
食物繊維たっぷりの
具だくさん汁
または 小鍋

A定食のココがイイ！

☑ 一品でタンパク質と食物繊維がとれる

☑ 汁物だから満足感＆食べ応えも十分

☑ 作り置きOK！朝ごはんやランチにも活用できる

☑ タンパク質が不足気味、食物繊維が不足気味と
感じたら副菜（Part4参照）をプラスしてもOK

➡レシピはPart2（P32〜）

B定食

一汁一菜定食

品数を食べたい人も満足！
主菜と汁物がつくベーシックな定食スタイル

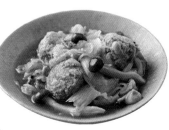

**食物繊維・
タンパク質が
たっぷりの主菜**

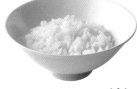

**コンビニおにぎり
1個分のごはん（100〜70g）**　**お手軽みそ汁**

B定食のココがイイ！

☑ 主菜にタンパク質と食物繊維両方を使っているから1皿で
　栄養バランスが整う

☑ しっかり食べたい人も満足できる1皿のおかず

☑ タンパク質が不足気味、食物繊維が不足気味と感じたら
　副菜（Part4参照）をプラスしてもOK

➡レシピはPart3（P54〜）

ワンボウル定食

少ない主食量で作れる丼や麺類と、
副菜でボリュームもバランスも抜群！

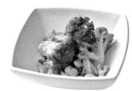

**食物繊維or
タンパク質
たっぷりの副菜**

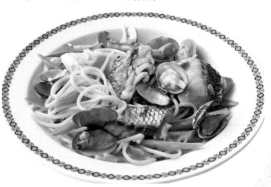

ワンボウル
（丼・パスタ・麺類など）

C定食のココがイイ！

☑ ダイエット中でも丼や麺類を食べたい人におすすめ

☑ かさ増し術で主食が少なくてもボリュームいっぱい

☑ 市販の低糖質食材を活用すればメニューバリエも豊富

☑ 作り置きできる副菜で食物繊維とタンパク質を補える

➡レシピはPart4（P76〜）

がんばってスイーツを我慢しているのに、体重がなかなか落ちない。

仕事ででたった1日無理をしただけなのに、3日たっても疲れがとれない。

風邪をひいて3日も安静にしたのに、1週間たっても症状がなくならない。

以前ならこんなことはなかったのに……

そのように考えているのは、あなただけではありません。

肥満・脂肪肝専門外来「スマート外来」には、同じような悩みを抱えた30代から60代の方々が、数多く訪れています。

あなたが「老化」が原因と諦めていた症状は、実は「脂肪肝」による肝機能の低下に起因しているのかもしれません。食べすぎ、飲みすぎ、運動不足によって引き起こされる「脂肪肝」という病気は、10年から20年という長い経過で、少しずつ肝機能を低下させ、右記のような症状を引き起こすのです。

そこで「肝活」です。

肝活とは、肝臓の機能をよりよい状態にするために、食事を改善したり、必要な運動をしたりする活動のことです。

肝臓から脂肪を落とし、肝臓の機能がよくなると、以前の元気がよみがえってきます。

自ずと体重が減り、疲れがとれやすくなり、風邪をひきにくくなり、ひいてしまっても回復が早くなります。

なぜなら、肝臓は人体最大の代謝、解毒、免疫を司る臓器だからです。

「スマート外来」では、肝臓をいたわる食事法によって、8割以上の方が3カ月で5kg以上の減量に成功し、脂肪肝を改善させています。前著『肝臓こそすべて』では、なぜ肝臓に脂肪が溜まると体調不良が起こるのかを説き明かし、スマート外来で行っている実績ある脂肪肝改善法について詳しく解説しました。

ありがたいことに、前著の方法に従って食事をするだけで、通院することなしに脂肪肝を改善できたという喜びの声を多数いただきました。一方、何を、どれだけ食べればよいのか、リバウンドを防ぐ食べ方はあるのか、もっと具体的なレシピ集が欲しいというリクエストをいただきました。

本書は、「肝臓をいたわる料理はこれだ！」という一生使えるレシピ集です。

肝活の文字通り、肝は食事です。

どんなに運動をがんばっても、食事の改善なしには、脂肪肝を改善することはできません。

どうか本書に従って、肝臓をいたわる食事をまずは３カ月間続けてみてください。

肝臓から脂肪が落ちるに従って、少しずつ体調に変化が現れることでしょう。

レシピは、おいしいだけでなく栄養バランスに配慮した料理本を多数上梓されている、管理栄養士の牧野直子先生が担当してくださいました。

スマート外来のメソッドをもとに、新たに作っていただいた珠玉のレシピ。ありがとうございました。

「肝活」には、高価な食材や薬、サプリメント、健康食品は全く必要ありません。

スーパーで買うことができる食材だけで、肝臓をよみがえらせることができます。

20歳の頃と比較して、5kg以上体重が増えた方
健康診断で、「脂肪肝」「肝機能異常」「脂質異常」を指摘された方
そして、以前のような元気を取り戻したいすべての方に

このレシピ本を手に取っていただきたいです。

「肝活」のバイブルとして、減量期も維持期も、末永くお使いいただければ、

共著者としてこれ以上の喜びはありません。

2024年1月
肝臓外科医　尾形　哲

もくじ

PART 1 主食攻略術 19

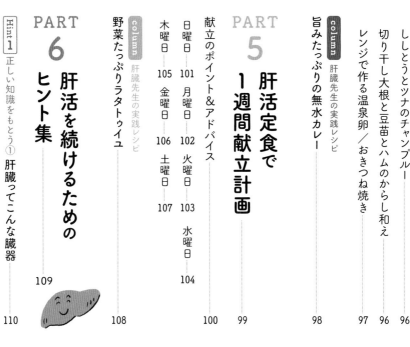
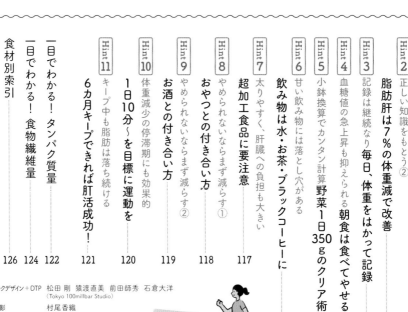
ブックデザイン＋DTP　松田 剛　猿渡直美　前田師秀　石倉大洋
（Tokyo 100millbar Studio）
撮影　　　　　　　村尾香織
スタイリング　　　深川あさり
調理アシスタント　徳丸美沙（スタジオ食）
イラスト　　　　　ナカオテッペイ
編集・取材　　　　時岡千尋（cocon）
校正　　　　　　　菅野ひろみ

本書の使い方

PART2〜4

PART 2ではA定食、PART 3ではB定食、PART 4ではC定食のレシピを紹介しています。

＊PART4の副菜は作り置きできるレシピに保存期間を併記しています。保存期間は冷蔵保存の場合です。また、期間は目安です。保存状態によって異なる場合があるのでご注意ください。

ワンポイント

レシピによって、栄養ポイントやアレンジのアドバイスを紹介しているものもあります。

材料と分量

● 分量表記については、mℓ＝cc、1カップ＝200mℓ、大さじ1＝15mℓ、小さじ1＝5mℓとなります。
● 植物油は、米油・菜種油・サラダ油などご家庭にあるものを使用してください。
● コンソメは顆粒タイプを使用しています。
● だし汁は、特に表記のないものはかつおと昆布のだし汁を使用しています。

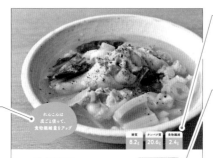

れんこんは皮ごと使って、食物繊維量をアップ

糖質	タンパク質	食物繊維
8.2g	20.6g	2.4g

鶏手羽元の ねぎ塩スープ

材料（2人分）

れんこん	100g
小松菜	50g
長ねぎ	1本
鶏手羽元	6本（330g）
水	2と1/2カップ
しょうが（うす切り）	2〜3枚
塩	小さじ2/3
粗びき黒こしょう	少々

作り方

① れんこんはよく洗って皮ごと小さめの乱切りに、小松菜はざく切りに、ねぎは1cm幅の小口切りにする。
② 鍋に鶏手羽元、水、しょうがを入れて強火にかけ、煮立ったらあくをとって弱火にし、ふたをして10分煮る。
③ れんこんを加えてさらに15分煮て、小松菜とねぎを加え、火が通ったら塩で味を調える。器に盛って、こしょうをふる。

34

栄養価

紹介しているレシピ1人分の糖質量、タンパク質量、食物繊維量です。合わせる主食や汁物などの栄養価は含みません。

分量分の材料

紹介している分量の材料になります。調味料類は省いています。

作り方

● 洗う、皮をむく、ヘタや根元、石づきを取るなどの基本的な下ごしらえは省略しています。適宜行なってください。
● 加熱時間は目安です。様子を見ながら加減してください。
● 電子レンジは600Wを使用した場合の加熱時間です。ご使用の機器によって加熱時間が異なる場合がありますのでご注意ください。

PART5

PART 1〜4で紹介したレシピを使った1週間の献立例を紹介しています。

献立例

紹介しているレシピは、作り方のページ数を記載しています。また、レシピのアレンジ例や、掲載レシピ以外の簡単に作れるメニューも取り入れています。

栄養価について

本書では、『日本食品標準成分表2020年版（八訂）』をもとに栄養価を計算しています。
栄養計算／スタジオ食

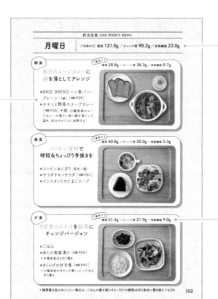

肝活定食 ONE WEEK'S MENU

月曜日 ［1食あたり］糖質 121.0g／タンパク質 90.2g／食物繊維 23.0g

朝食 ［1食あたり］糖質 28.8g／タンパク質 38.3g／食物繊維 8.7g

前日のスープカレーに卵を落としてアレンジ

● BASE BREAD（ミニ食パン・プレーン）〈1袋〉［→P29］
● チキンと野菜のスープカレー［→P35］＋卵1個を落としてプレーンの残りに割り1個を落として卵、好みのかたさに加熱する

昼食 ［1食あたり］糖質 40.8g／タンパク質 30.0g／食物繊維 5.3g

コンビニ食材で時短＆ちょっぴり手抜きを

● コンビニおにぎり（五目）〈1個〉
● サラダチキンサラダ［→P61］
● インスタントのたまごスープ

夕食 ［1食あたり］糖質 51.4g／タンパク質 21.9g／食物繊維 9.0g

肝活定食のみそ汁を副菜にチェンジバージョン

● ごはん
● あじの南蛮漬け［→P69］
＊味噌汁分を1杯分に
● きくらげの甘辛煮［→P91］
＊味噌汁の代わりにトッピングする作り方で

＊糖質を抑えたい場合は、ごはんの量を減らすか、P27の糖質ほぼ0食材に置き換えてもOK

102

1日分の栄養価

1日あたり1人分の糖質量、タンパク質量、食物繊維量です。日によって増減はありますが1週間単位で考え、1日平均はおおよそ糖質113g、タンパク質72g、食物繊維25gになっています。糖質少なめ、タンパク質と食物繊維は多めに調整されています。ご自身の体格や前後の食事に合わせてアレンジしてください。

1食分の栄養価

1食あたり1人分の糖質量、タンパク質量、食物繊維量です。

PART

1

主食攻略術

肝活レシピの肝は主食にあり。
主食は食べないのではなく減らす。
おいしくて、食べ応えもある
飽きのこない主食バリエーションで
無理なく続けられる主食攻略術をご紹介します。

1食あたりの主食量を知ろう

1日の糖質量は130g以内が目標です。1食あたりの目安にすると20〜40gになります。コンビニのおにぎりはごはんが約100gで糖質量は約35・6gですから、これを目安にするといいでしょう。茶碗1杯でごはん約150gなので、2／3〜1／2の量に減らしましょう。

左ページにごはん以外の主食の目安量を紹介しています。血糖値の上昇度が低い低GIのものがおすすめです。

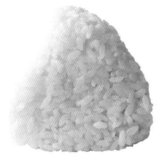

おにぎり1個

=

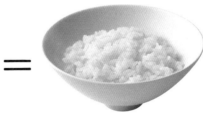

茶碗2/3杯

ごはん**100**g ＝ 糖質量**35.6**g

※ごはんは100g〜70g（糖質量約25g）の範囲で食べるようにしましょう。

**続ける
ヒント!**

お茶碗は小ぶりサイズをチョイス!

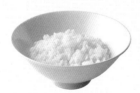

普通サイズのお茶碗

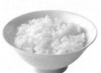

小ぶりのお茶碗

＊上のおにぎり1個分の茶碗は中サイズのものを使用しています。

満腹感には視覚が大きく関係しているといわれています。小ぶりのお茶碗なら100gのごはんでも見た目が少なく感じず、無理なく続けられます。

おもな主食の糖質量

おもな主食食品の100gあたりの糖質量を紹介しています。1食あたり（糖質35.6g）の
目安量を（　）内に記載していますので、この目安量を超えないようにしましょう。
なお、商品によって量が異なる場合があるのでご確認を。
食後血糖値の上昇が低い低GI食品は肝活におすすめです。

玄米 低GI
34.2g/100g
（1食分＝茶碗約2/3杯）

もち
50.3g/100g
（1食分＝約1.5個）

食パン
42.2g/100g
（1食分＝6枚切り約1.5枚）

コーンフレーク
81.2g/100g
（1食分＝約1と1/2カップ）

フランスパン
54.8g/100g
（1食分＝2~3切れ）

全粒粉パン 低GI
41g/100g
（1食分＝6枚切り約1.5枚）

スパゲティー
67.7g/100g
（1食分＝約53g）

全粒粉スパゲティー 低GI
65.6g/100g
（1食分＝約54g）

中華麺（蒸し）
32.5g/100g
（1食分＝約110g）

うどん（ゆで）
20.3g/100g
（1食分＝約175g）

うどん（乾燥）
69.5g/100g
（1食分＝約51g）

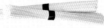

そうめん（乾燥）
70.2g/100g
（1食分＝約51g）

そば（ゆで）
23.1g/100g
（1食分＝約154g）

そば（乾燥）
63g/100g
（1食分＝約57g）

緑豆春雨 低GI
83.4g/100g
（1食分＝約43g）

写真：shutterstock.com（全粒粉スパゲティー、うどん〈乾燥〉を除く）

大満足の〝かさ増しごはん〟

見た目も食べ応えも
栄養もたっぷり

主食を減らすと食べ足りない……というときはほかの食材を炊き込んだり、混ぜ込んだりして、かさ増しごはんにしましょう。

おからやしらたき、カリフラワーなど、見た目も味も白米とほとんど変わらないものから、青菜やひじき、大豆などおかずごはん風に食べられるものまでバリエーションもさまざま。飽きずに続けられて、しかも食物繊維やタンパク質もしっかりととれる優秀レシピです。

炊き込み

しらたきごはん

材料 （炊き上がり約500g分）

米 ⋯⋯⋯⋯ 1合
しらたき ⋯⋯⋯ 150g
＊炊き上がりの1食分は155g

作り方

❶ 米は洗ってざるにあげ、しらたきは水をきって粗いみじん切りにする。

❷ 米を炊飯器に入れ、1合の目盛まで水（分量外）を加え、しらたきをのせて炊飯し、炊き上がったら全体を混ぜ合わせる。

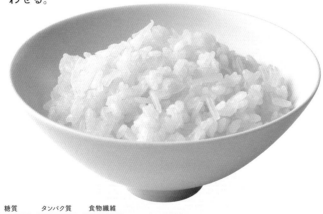

糖質	タンパク質	食物繊維
35.9g	2.6g	1.6g

22

炊き込み
カリフラワーごはん

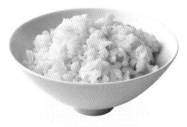

糖質	タンパク質	食物繊維
35.5g	3.3g	1.5g

材料 （炊き上がり約470g分）

米 ·············· 1合
カリフラワー ······ 150g
＊炊き上がりの1食分は140g

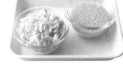

作り方

❶ 米は洗ってざるにあげ、カリフラワーは粗いみじん切りにする。

❷ 炊飯器に米を入れ、1合の目盛まで水（分量外）を加え、カリフラワーをのせて炊飯し、炊き上がったら全体を混ぜ合わせる。

＊カリフラワーは市販のカリフラワーライス（冷凍）でもOK。凍ったまま加えます。

炊き込み
高野豆腐ごはん

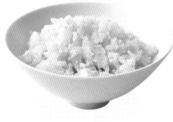

糖質	タンパク質	食物繊維
35.9g	4.9g	0.4g

材料 （炊き上がり約420g分）

米 ·············· 1合
高野豆腐 ······ 1枚（16g）
＊炊き上がりの1食分は130g

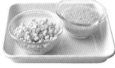

作り方

❶ 米は洗ってざるにあげ、高野豆腐は表示通りにぬるま湯でもどし、約5mm角に切る。

❷ 炊飯器に米を入れ、1合の目盛まで水（分量外）を加え、高野豆腐をのせて炊飯し、炊き上がったら全体を混ぜ合わせる。

炊き込み
ひじきごはん

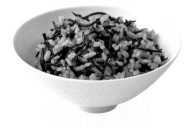

糖質	タンパク質	食物繊維
35.2g	2.6g	1.8g

材料 （炊き上がり約430g分）

米 ·············· 1合
芽ひじき（乾） ······ 10g
＊炊き上がりの1食分は130g

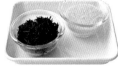

作り方

❶ 米は洗ってざるにあげ、ひじきはさっと洗ってゴミを取り除き、表示通りに水でもどし、水けをきる。

❷ 炊飯器に米を入れ、1合の目盛まで水（分量外）を加え、ひじきをのせて炊飯し、炊き上がったら全体を混ぜ合わせる。

炊き込み
えのきごはん

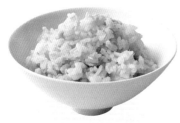

糖質	タンパク質	食物繊維
35.0g	3.0g	1.9g

材料（炊き上がり約450g分）

米 ……………… 1合
えのきたけ …… 150g
＊炊き上がりの1食分は130g

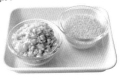

作り方

❶ 米は洗ってざるにあげ、えのきはみじん切りにする。

❷ 炊飯器に米を入れ、1合の目盛まで水（分量外）を加え、えのきをのせて炊飯し、炊き上がったら全体を混ぜ合わせる。

炊き込み
オートミールごはん

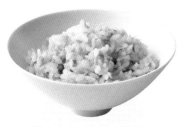

糖質	タンパク質	食物繊維
35.9g	3.2g	1.1g

材料（炊き上がり約380g分）

米 ………………… 1合
オートミール …… 35g
水 ………………… 230mℓ
＊炊き上がりの1食分は100g

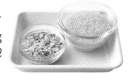

作り方

❶ 米は洗ってざるにあげる。

❷ 炊飯器に米とオートミールを入れ、水を加えてさっと混ぜ、炊飯する。炊き上がったら全体を混ぜ合わせる。

炊き込み
大根ごはん

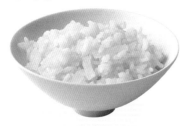

糖質	タンパク質	食物繊維
35.2g	2.5g	0.8g

材料（炊き上がり約460g分）

米 ……………… 1合
大根 …………… 150g
＊炊き上がりの1食分は135g

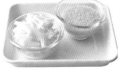

作り方

❶ 米は洗ってざるにあげ、大根は細めの短冊切りにする。

❷ 炊飯器に米を入れ、1合の目盛まで水（分量外）を加え、大根をのせて炊飯し、炊き上がったら全体を混ぜ合わせる。

混ぜ

菜飯

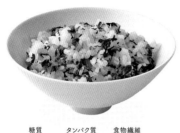

糖質	タンパク質	食物繊維
35.9g	2.7g	2.5g

材料（1食分）

温かいごはん ……… 100g
小松菜 ……………… 50g

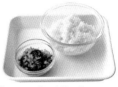

作り方　＊ 小松菜はかぶの葉や大根の葉でもOK

❶ 鍋に湯を沸かし、塩少々（分量外）を加えて小松菜をゆで、水けを絞ってみじん切りにし、さらに水けをよく絞る。

❷ ボウルにごはんを入れ、❶を加えて混ぜ合わせる。

混ぜ

おからごはん

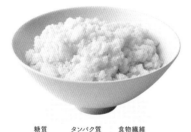

糖質	タンパク質	食物繊維
36.3g	3.6g	5.0g

材料（1食分）

温かいごはん ……… 100g
おから（生）……… 30g

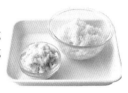

作り方

❶ おからを耐熱皿に入れ、ラップをせずに電子レンジで30〜40秒加熱する。

❷ ボウルにごはんを入れ、❶を加えて混ぜ合わせる。

混ぜ

大豆ごはん

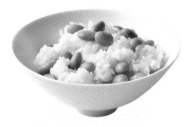

糖質	タンパク質	食物繊維
36.6g	6.7g	4.7g

材料（1食分）

温かいごはん ……… 100g
蒸し大豆 ………… 30g

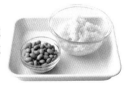

作り方

❶ ボウルにごはんを入れ、水けをきった蒸し大豆を加えて混ぜ合わせる。

飽きない"置き換え主食"

糖質多めの食材に置き換え

いも類、豆やいも類のでんぷんが原料の春雨は糖質が多いため、料理に使うのは避けるのがベターですが、主食に置き換えることは可能です。

とくにおすすめはさつまいも、じゃがいも、春雨の3つ。

そのほか、食物繊維やカリウムなどを多く含む山いもや、β−カロテン・カリウム・ビタミンC・ビタミンEなどが豊富なかぼちゃなども置き換え主食として使えます。

＼ 1食分の糖質量を別の食材で置き換え ／

○さつまいも

たっぷりの食物繊維のほか、ビタミンCも含まれるさつまいも。やきいもやふかしいもにして素材の味を楽しみましょう。甘いものが食べたくなったときにもおすすめです。

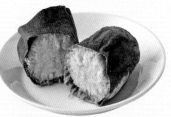

糖質30.3g／100g（生）

○じゃがいも

ビタミンC、カリウムなどが含まれるじゃがいも。シンプルなこふきいもにすれば、おかずと好相性で、白ごはんがわりにぴったりです。

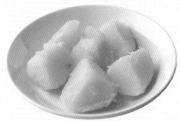

糖質6.1g／100g（生）

○春雨

緑豆やじゃがいもの精製でんぷんから作られる春雨は、食後血糖値の上昇がゆるやかな低GI食品です。うどんや中華麺などのかわりに使ったり、スープの具にしても。

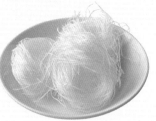

糖質83.4g／100g（緑豆春雨・乾）

糖質をしっかり控えたいなら

食べすぎてしまったときなど、しっかり糖質を控えたいときは、野菜や豆腐、こんにゃくなど、糖質量が少なくプレーンな味の食材を、ごはんがわりに食べてもOK。

以下の食品なら、かなり糖質量が低いため、とくに量を気にする必要はないでしょう。そのほかに、レタスやサニーレタスは肉類と相性がよく、おかずを包んで食べるのもおすすめです。

たくさん食べたいときにも置き換え可能ですが、すべての食事で置き換えるのはNGです。

＼ 主食を糖質ほぼ0食材に置き換え ／

○キャベツ

とんかつなどの洋食メニューの付け合わせの定番。おかずとの相性も抜群で、キャベツには消化を助ける働きもあります。コンビニなどで売っているカットタイプを使えばお手軽。

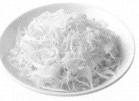

糖質3.4g／100g

○カリフラワー

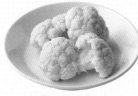

かさ増しごはん（P23）でも登場したカリフラワーは、食物繊維やビタミンCが豊富で栄養価も期待できます。冷凍のカリフラワーライス（市販）を使うと手軽です。

糖質2.3g／100g

○豆腐

タンパク質が不足しがちな人におすすめ。木綿豆腐のほうが水分量が少ない分、タンパク質量が高くなります。しょうゆはかけずに、おかずと一緒に食べましょう。

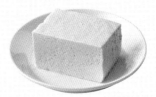

糖質0.4g／100g（木綿豆腐）

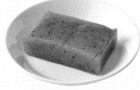

糖質0.1g／100g

○こんにゃく

便秘気味の人は積極的にとってほしい食材です。弾力のある食感で、噛む回数が増えるため、満腹感も得られます。刺身こんにゃくとして売られているものなら手間いらず。

"手軽さ抜群" 市販の低糖質食品

肝活を続けるための お助け食材

肝活を続けることが重要ですが、そのためには無理をしないことが大切。市販の低糖質食品をうまく活用して、ストレスなく実践しましょう。

大豆やこんにゃくが原材料の麺や大豆粉を使えば、いつものメニューも低糖質で作れるほか、低糖質のパンは朝食やランチに重宝します。

また、低糖質に加え、タンパク質や食物繊維、ビタミンなどほかの栄養素が豊富な点もメリット。

肝臓先生おすすめ！

\\\ 肝臓先生おすすめ！ 市販の低糖質食材 ///

丸麺
中華麺やスパゲティーのかわりに。ラーメンやナポリタンがおすすめ。

平麺
稲庭うどんや米粉麺風で、ぶっかけ麺やパッタイ風焼きそばなどに。

そば風麺
見た目もそば風で、めんつゆでざるそば風にしたり、温かいつゆそばでも。

糖質0g麺 *1

おからパウダーとこんにゃく粉から作られた、その名のとおり糖質0gの麺。袋から出して水切りするだけで食べられるので、めんつゆがあれば調理なしで食べられます。うどん・そば・パスタ・中華麺のかわりに、和洋中さまざまな料理にアレンジできます。

調理例

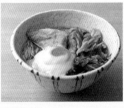

丸麺を使って
月見きつね煮込みうどん風
（レシピはP86）

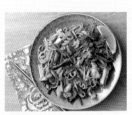

平麺を使って
糖質0g麺のパッタイ風
（レシピはP87）

ダイズラボ 大豆粉 *2

大豆を丸ごと粉砕した大豆粉は、大豆の栄養を余すことなくとれ、タンパク質や食物繊維が豊富。小麦粉の代用品として、料理をはじめお菓子作りにも活用できます。

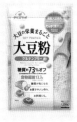

調理例

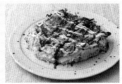

大豆粉のお好み焼き
（レシピはP88）

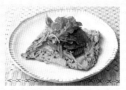

大豆粉のガレット
（レシピはP89）

大豆麺 *3

大豆を50％ブレンドした麺は、乾燥うどんと比べて糖質40％オフ※。鍋かレンジでゆでる麺と、スープやソースがセットになっていて、手軽に作れます。

※日本食品標準成分表2020年版「干しうどん 乾」との比較

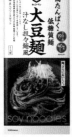

大豆麺
汁なし担々麺風
唐辛子の辛さと花椒のきいた濃厚なソースを混ぜるだけで本格的な味わいに。

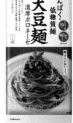

大豆麺
濃厚ボロネーゼ
ボロネーゼソースは牛肉の旨みとトマトの風味でコクのある仕上がりに。

BASE BREAD *4

低GIの小麦全粒粉のほか、大豆や昆布など10種類以上の原材料から作られるパンは、やわらかくもちもちした食感で、一般的なパンに比べて糖質は約30％オフ。タンパク質、食物繊維、26種のビタミンやミネラル、オメガ3脂肪酸など38種類の栄養素が含まれます。朝食のほか、個包装なのでお弁当にももってこい。

食事パンシリーズ

プレーン
食事パンとしてはもちろん、ハンバーガーのバンズにもぴったりです。

リッチ
ふっくらまろやかな口あたりで、食べ方やアレンジもいろいろ。

ミニ食パン・プレーン
トーストしてカリッとさせて。目玉焼きをのせるのもおすすめ。

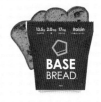

ミニ食パン・レーズン
食物繊維・鉄分・ポリフェノールも豊富なレーズンがたっぷり。

＊1 紀文（https://www.kibun.co.jp/）、＊2 マルコメ（https://www.marukome.co.jp/）、
＊3 キッコーマン（https://www.kikkoman.co.jp/）、＊4 BASE FOOD（https://basefood.co.jp/）

\実は完全食！の餃子の相棒は/
\ごはんでもビールでもなく…/

もっちり焼き餃子とスープ

餃子というと高カロリーなイメージでダイエット中はご法度のように思うかもしれません。けれども、材料をみてみると、餃子の皮（小麦粉）→主食、豚肉→タンパク質、白菜・キャベツ・にらなどの野菜→ビタミンや食物繊維などと、栄養バランスのとれた"完全食"なのです。ただし、これにごはんやビールを合わせてしまうとNG。肝活中はスープを。餃子は市販のものでもOKです。餃子の皮をモチモチに焼き上げるコツと、餃子に合うわかめときのこのスープレシピをご紹介します。

皮がモチモチになる餃子の焼き方

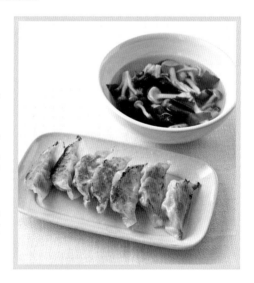

❶ フライパンに油（小さじ1）を引いて1分温め、餃子を円状に並べる。

❷ 熱湯（50㎖）を加え、アルミホイルで覆うように落としぶたをし、さらにふたをして強火で3分焼く。

❸ 火を止めて3分蒸らし、ふたと落としぶたをとって強火で加熱し、焼き目をつける。

わかめときのこのスープ （作り方） （2人分）

❶ 鍋に水（1と1/2カップ）、鶏ガラスープの素（小さじ1）を入れて中火で温め、カットわかめ（乾燥、2g）、ほぐしたしめじ（45g）を入れて、ひと煮立ちさせる。

❷ 塩、こしょう（各少々）で味を調える。

PART
2

A定食

"究極定食"
具だくさん汁・小鍋
＋主食

タンパク質食材と野菜がたっぷりの
汁物または小鍋にコンビニおにぎり1個分のごはん。
シンプルだけど、食べ応えたっぷりで
いろんな食材をバランスよく食べられる
肝臓先生イチ押し定食です。

作るのは汁物1品だけ シンプルな 究極定食

タンパク質と食物繊維がたっぷりの食べる汁物。糖質量を守れば主食はパンや麺類に置き換えても○Kです。たくさん作って朝食やランチに活用するのもおすすめ。

和・洋・エスニックとバリエーション豊富な汁物は、どれも驚くほどボリュームたっぷり。具材の旨みがしみ出たスープまでおいしくいただけます。

最後に、汁にごはんを
入れて雑炊にしたり、
うどんを入れても

糖質	4.6g
タンパク質	22.9g
食物繊維	3.7g

鮭とカリフラワーの 和風スープ

材料 （2人分）

生鮭 ⋯⋯⋯⋯ 2切れ（200g）
カリフラワー ⋯⋯⋯⋯ 100g
しいたけ ⋯⋯⋯⋯ 2枚
ほうれんそう（生）⋯⋯ 100g
だし汁 ⋯⋯⋯⋯ 2と1/2カップ
みそ ⋯⋯⋯⋯ 大さじ1と1/2
しょうゆ ⋯⋯⋯⋯ 小さじ1
七味唐辛子 ⋯⋯⋯⋯ 少々

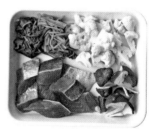

作り方

❶ 鮭は一口大のそぎ切りにし、熱湯にさっとくぐらせ、ざるにあげる。カリフラワーは小房に分け、ラップで包んで電子レンジで3分加熱する。しいたけは軸ごと4つ割りにし、ほうれんそうはゆでて水けを絞り、ざく切りにする。

❷ 鍋にだし汁を入れて中火にかけ、みそを溶き入れる。鮭、カリフラワー、しいたけを加え、煮立ったらほうれんそうを加えてひと煮立ちさせ、しょうゆで味を調える。器に盛って七味唐辛子をふる。

※糖質・タンパク質・食物繊維の数値は鮭とカリフラワーの
和風スープのみのものです。おにぎりは含まれません。

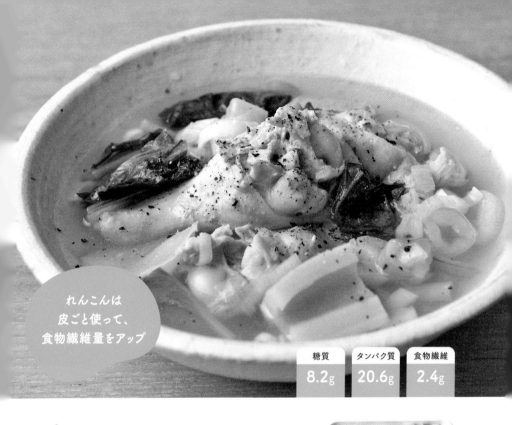

れんこんは
皮ごと使って、
食物繊維量をアップ

糖質	タンパク質	食物繊維
8.2g	20.6g	2.4g

鶏手羽元の
ねぎ塩スープ

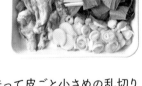

材料 （2人分）

れんこん	100g
小松菜	50g
長ねぎ	1本
鶏手羽元	6本（330g）
水	2と1/2カップ
しょうが（うす切り）	2〜3枚
塩	小さじ2/3
粗びき黒こしょう	少々

作り方

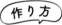

① れんこんはよく洗って皮ごと小さめの乱切りに、小松菜はざく切りに、ねぎは5mm幅の小口切りにする。

② 鍋に鶏手羽元、水、しょうがを入れて強火にかけ、煮立ったらあくをとって弱火にし、ふたをして10分煮る。

③ れんこんを加えてさらに15分煮て、小松菜とねぎを加え、火が通ったら塩で味を調える。器に盛って、こしょうをふる。

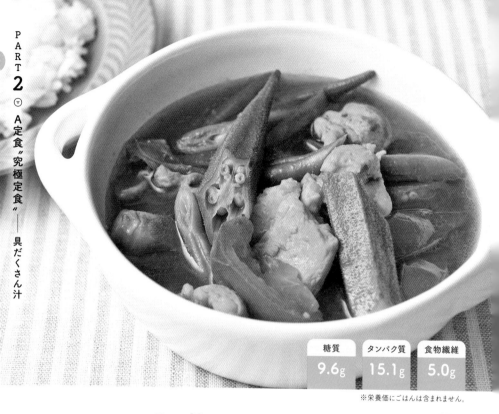

糖質	タンパク質	食物繊維
9.6g	15.1g	5.0g

※栄養価にごはんは含まれません。

チキンと野菜の
スープカレー

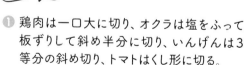

材 料 （2人分）

鶏もも肉	150g
オクラ	9本
塩	適量
いんげん	40g
トマト	大1個（180g）
植物油	大さじ1/2
水	2カップ
コンソメ	大さじ1/2
カレールウ（刻む）	20g

作 り 方

❶ 鶏肉は一口大に切り、オクラは塩をふって板ずりして斜め半分に切り、いんげんは3等分の斜め切り、トマトはくし形に切る。

❷ フライパンを中火にかけて植物油を熱し、鶏肉の皮を下にして焼き、厚みの半分以上が白っぽくなったら、ひっくり返し、オクラ、いんげんを加えて一緒に炒める。

❸ ❷に水、コンソメを加えて煮立て、いんげんに火が通ったら、火を止めてカレールウを加えて溶かし、再び火をつけ、トマトを加えて2〜3分煮る。

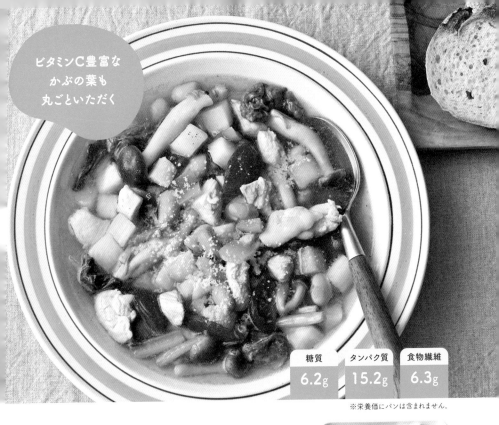

ビタミンC豊富な
かぶの葉も
丸ごといただく

糖質	タンパク質	食物繊維
6.2g	15.2g	6.3g

※栄養価にパンは含まれません。

鶏むね肉と蒸し大豆の
ミネストローネ

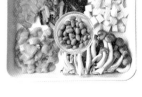

 材料 （2人分）

鶏むね肉	100g
かぶ	2個（実75g、葉〈生〉80g）
パプリカ（黄）	1/4個
ミニトマト	4個
しめじ	100g
オリーブ油	大さじ1
蒸し大豆	50g
水	2カップ
コンソメ	大さじ1/2
塩、こしょう	各少々
粉チーズ	小さじ1弱

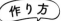 作り方

① 鶏肉、かぶの実、パプリカは1cm角に切り、かぶの葉はゆでて水けを絞りざく切りに、トマトは4等分にする。しめじはほぐす。

② フライパンを中火にかけてオリーブ油を熱し、鶏肉を炒め、色が変わったら、かぶの実、パプリカ、しめじ、蒸し大豆を加えて炒める。

③ 全体に油がまわったら、水とコンソメを加えて約3分煮る。さらに、トマトとかぶの葉を加え、ひと煮立ちさせ、塩、こしょうで味を調える。器に盛って粉チーズをふる。

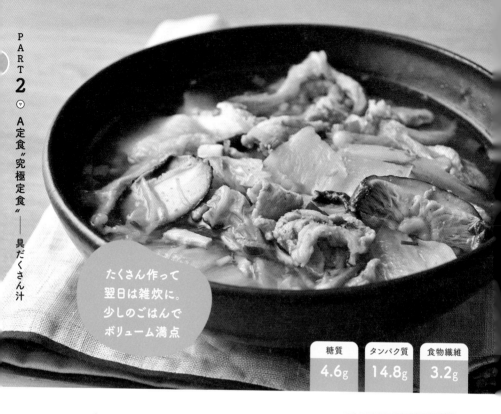

たくさん作って
翌日は雑炊に。
少しのごはんで
ボリューム満点

糖質	タンパク質	食物繊維
4.6g	14.8g	3.2g

豚肉と白菜の 韓国風スープ

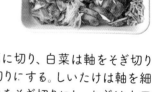

材料 （2人分）

豚こま切れ肉	150g
白菜	200g
しいたけ	4枚
青ねぎ	4本（20g）
ごま油	大さじ1
しょうが（せん切り）	小1かけ分
水	2と1/2カップ
鶏ガラスープの素	大さじ1
塩、こしょう	各少々
ラー油	お好みで適量

作り方

1. 豚肉は3cm幅に切り、白菜は軸をそぎ切りに、葉をざく切りにする。しいたけは軸を細くさいて、かさをそぎ切りにし、ねぎは小口切りにする。

2. フライパンを中火にかけてごま油を熱してしょうがと豚肉を炒め、肉の色が変わったら、水、鶏ガラスープの素を加えて煮る。

3. 煮立ったら弱火にしてあくをとり、白菜の軸を加えて約5分煮て、白菜の葉としいたけを加え、火が通ったら塩、こしょうで味を調える。ねぎを散らし、お好みでラー油をかける。

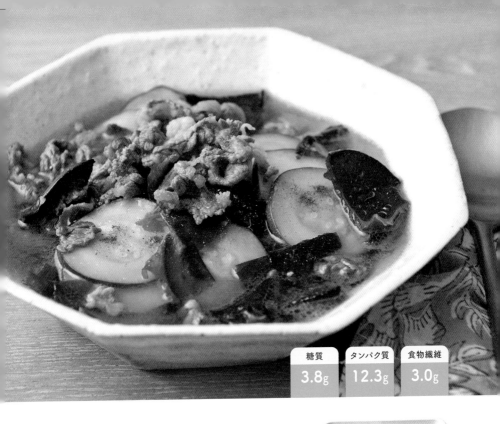

糖質	タンパク質	食物繊維
3.8g	12.3g	3.0g

牛肉とズッキーニ入り わかめスープ

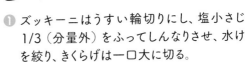

材料 （2人分）

ズッキーニ	小1本
きくらげ（生）	50g
ごま油	大さじ1
牛こま切れ肉	150g
水	2と1/2カップ
鶏ガラスープの素	大さじ1
カットわかめ（乾）	2g
しょうゆ	小さじ2
こしょう	少々

※乾燥きくらげを使用する場合は7gを
ひたひたの水に約20分つけてもどす。

作り方

1. ズッキーニはうすい輪切りにし、塩小さじ1/3（分量外）をふってしんなりさせ、水けを絞り、きくらげは一口大に切る。

2. フライパンを中火にかけてごま油を熱し、牛肉をほぐしながら加えて炒め、色が変わってきたら、ズッキーニ、きくらげを加えてさっと炒め、水と鶏ガラスープの素を加えて煮る。

3. 煮立ったら、わかめを加え、わかめがもどったら、しょうゆ、こしょうで味を調える。

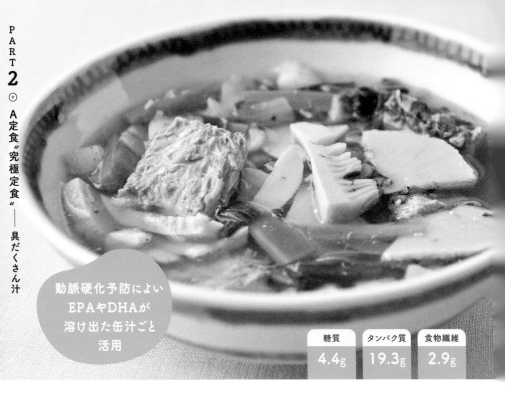

動脈硬化予防によい
EPAやDHAが
溶け出た缶汁ごと
活用

糖質	タンパク質	食物繊維
4.4g	19.3g	2.9g

さば缶とたけのこと チンゲンサイのスープ

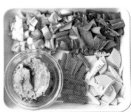

材料 （2人分）

にんじん	40g
たけのこ（水煮）	100g
チンゲンサイ	小1株（130g）
だし汁	2カップ
さば缶（水煮）	1缶（190g）
しょうゆ	大さじ1

作り方

❶ にんじんは短冊切りにし、ラップで包んで電子レンジで1分加熱する。たけのこはいちょう切り、チンゲンサイは小さめのざく切りにする。

❷ 鍋にだし汁とさば缶の汁を入れて中火にかけ、にんじん、たけのこ、チンゲンサイの軸を加えて煮る。

❸ にんじんがやわらかくなったら、少しほぐしたさばの身とチンゲンサイの葉を加え、火が通ったらしょうゆで味を調える。

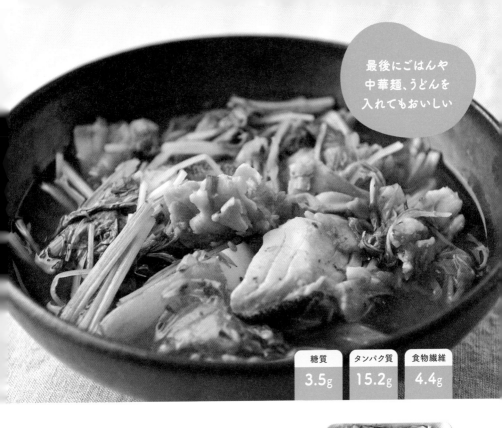

最後にごはんや
中華麺、うどんを
入れてもおいしい

糖質	タンパク質	食物繊維
3.5g	15.2g	4.4g

たらとキムチの スープ

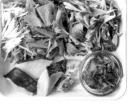

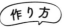

材料 （2人分）

たら（甘塩）……2切れ（200g）
キムチ………………………100g
まいたけ……………………100g
水菜…………………2株（100g）
水…………………2と1/2カップ
鶏ガラスープの素
………………………小さじ1 〜
（キムチの塩分に応じて加減を）

作り方

❶ たらは2等分にし、熱湯にさっとくぐらせ、ざるにあげる。キムチはざく切りにし、まいたけはほぐし、水菜はざく切りにする。

❷ 鍋に水、鶏ガラスープの素を入れて中火にかけ、煮立ったら、❶を入れ、たらに火が通るまで煮る。

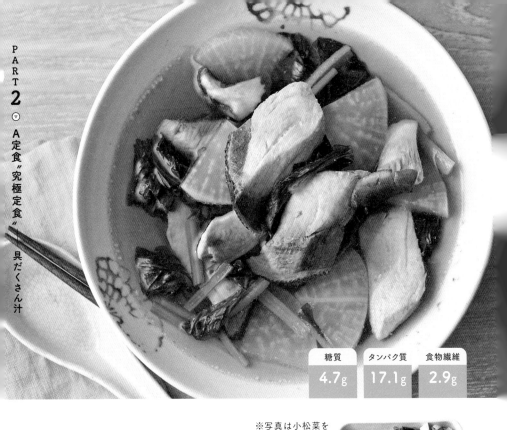

糖質	タンパク質	食物繊維
4.7g	17.1g	2.9g

ぶり大根汁

※写真は小松菜を
使用しています。

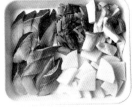

材料 （2人分）

ぶり ……… 2切れ（160g）
大根 ……………… 150g
小松菜（または大根葉）（生）
…………………… 100g
エリンギ ……………… 70g
だし汁 ……… 2と1/2カップ
しょうゆ ……… 小さじ2

作り方

❶ ぶりは一口大のそぎ切りにし、塩少々（分量外）をふり、熱湯にさっとくぐらせ、ざるにあげる。

❷ 大根は7mm厚さのいちょう切りにし、水からゆでて、沸騰後5分さらにゆでる。小松菜もゆでて水けを絞ってざく切りにする。エリンギは縦6つ割りにし、長さを3等分に切る。

❸ 鍋にだし汁を入れて中火にかけ、❶と❷を入れて煮る。材料に火が通ったらしょうゆで味を調える。

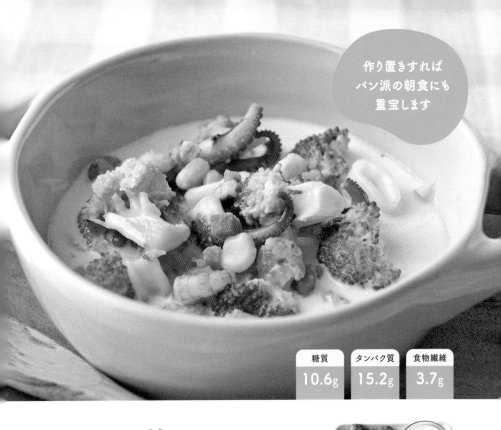

作り置きすれば
パン派の朝食にも
重宝します

糖質	タンパク質	食物繊維
10.6g	15.2g	3.7g

シーフードの
チャウダー

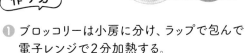

材料 (2人分)

ブロッコリー……………100g
バター……………………大さじ1
ミックスベジタブル（冷凍）
……………………………50g
水……………………1/2カップ
コンソメ………………小さじ2
シーフードミックス（冷凍）
……………………………160g
牛乳………………………1カップ
塩、こしょう……………各少々

作り方

❶ ブロッコリーは小房に分け、ラップで包んで
電子レンジで2分加熱する。

❷ フライパンを中火にかけてバターを熱し、
溶けきる前にミックスベジタブルを入れて炒
める。

❸ 全体にバターがまわったら、水とコンソメを
加え、ふたをして蒸し煮にし、火が通ったら
シーフードミックス、ブロッコリーを加え、再
び煮立たせる。牛乳を加えて煮立つ寸前ま
で温め、塩、こしょうで味を調える。

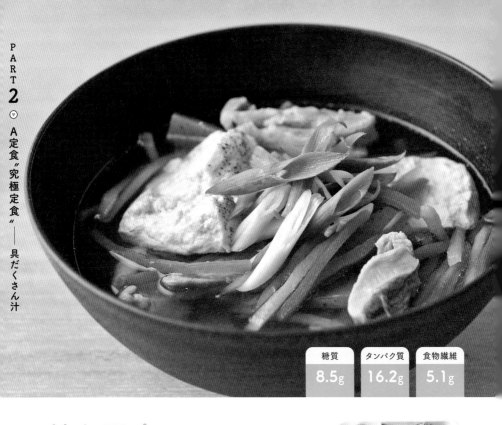

糖質	タンパク質	食物繊維
8.5g	16.2g	5.1g

焼き豆腐の けんちん汁

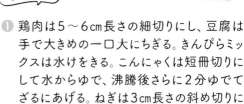

材料 （2人分）

鶏もも肉 100g
焼き豆腐 1/2丁
きんぴらミックス（水煮、ごぼう・
にんじん） 150g
こんにゃく 100g
青ねぎ .... 2本（10g）
植物油 大さじ1/2
だし汁 2と1/2カップ
しょうゆ 大さじ1

作り方

① 鶏肉は5〜6cm長さの細切りにし、豆腐は手で大きめの一口大にちぎる。きんぴらミックスは水けをきる。こんにゃくは短冊切りにして水からゆで、沸騰後さらに2分ゆでてざるにあげる。ねぎは3cm長さの斜め切りにする。

② フライパンを中火にかけて植物油を熱し、鶏肉を炒め、肉の色が白っぽくなったらだし汁を加え、煮立ったら、豆腐、きんぴらミックス、こんにゃくを加え、約10分煮て、しょうゆで味を調え、ねぎを加えて軽く煮る。

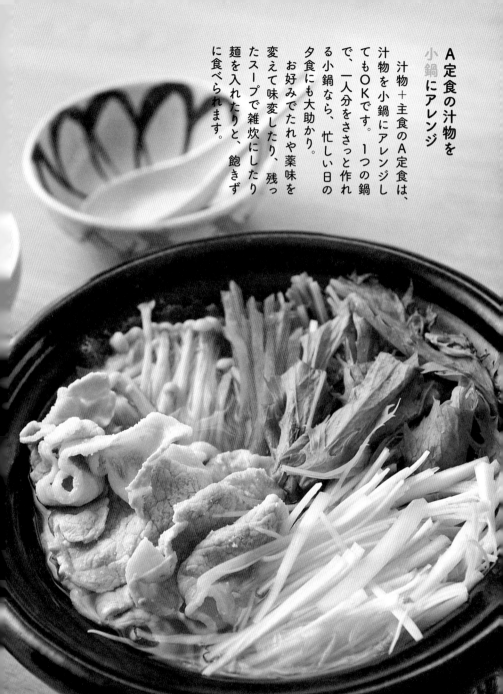

A定食の汁物を
小鍋にアレンジ

　汁物＋主食のA定食は、汁物を小鍋にアレンジしてもOKです。1つの鍋で、一人分をささっと作れる小鍋なら、忙しい日の夕食にも大助かり。お好みでたれや薬味を変えて味変したり、残ったスープで雑炊にしたり麺を入れたりと、飽きずに食べられます。

食材は
せん切りにすれば
素早く火が通って
時短に

糖質

14.4g

タンパク質

21.2g

食物繊維

8.6g

豚肉とせん切り野菜の しゃぶしゃぶ鍋

材料 （1人分）

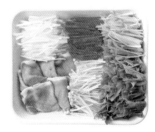

にんじん	30g
長ねぎ	1/2本
水菜	100g
えのきたけ	45g
昆布だし汁	1と1/2カップ
豚肉（しゃぶしゃぶ用）	80g
A ┌ ポン酢しょうゆ	大さじ1
└ 白練りごま	大さじ1

作り方

❶ にんじんとねぎはせん切りに、水菜はざく切りに、えのきたけは半分に切る。

❷ 鍋にだし汁を入れて中火にかけ、煮立ったら❶を入れ、火が通ったら、豚肉を少しずつ加えて火を通す。

❸ Ⓐを混ぜ合わせてごまだれを作って添える。

※糖質・タンパク質・食物繊維の数値は豚肉とせん切り野菜の
しゃぶしゃぶ鍋のみのものです。ごはんは含まれません。

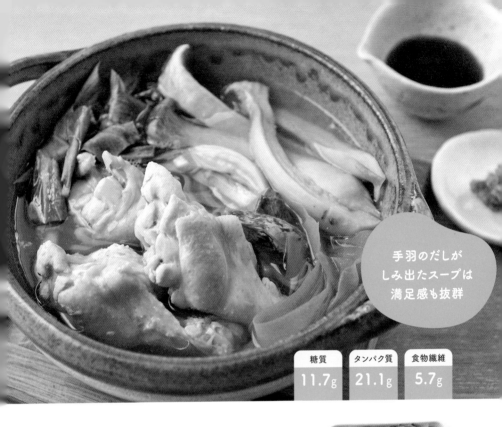

手羽のだしが
しみ出たスープは
満足感も抜群

糖質	タンパク質	食物繊維
11.7g	21.1g	5.7g

鶏手羽元とにんじんと
エリンギの水炊き

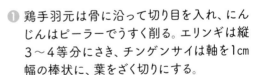

材料 (1人分)

鶏手羽元 3本（150g）
にんじん 50g
エリンギ 100g
チンゲンサイ 1/2株（50g）
昆布だし汁 1と1/2カップ
ポン酢しょうゆ 大さじ1
ゆずこしょう 少々

作り方

① 鶏手羽元は骨に沿って切り目を入れ、にんじんはピーラーでうすく削る。エリンギは縦3〜4等分にさき、チンゲンサイは軸を1cm幅の棒状に、葉をざく切りにする。

② 鍋にだし汁と鶏手羽元を入れて強火にかけ、沸騰したらあくをとって弱火にし、ふたをして15分煮る。にんじん、エリンギ、チンゲンサイを加え、さっと火を通す。

③ ポン酢しょうゆを鍋の汁で割ったものとゆずこしょうを添える。

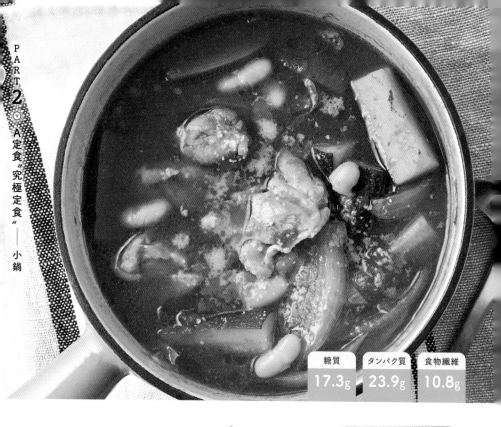

糖質	タンパク質	食物繊維
17.3g	23.9g	10.8g

チキンといんげん豆のトマト鍋

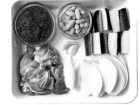

材料 (1人分)

鶏もも肉	100g
塩、こしょう	各少々
玉ねぎ	1/2個
ズッキーニ	1/2本
いんげん豆（水煮）	50g
Ⓐ にんにく（つぶす）	小1かけ
Ⓐ オリーブ油	大さじ1/2
水	1カップ
トマト水煮缶	1/4缶（100g）
塩、粗びき黒こしょう	各少々
粉チーズ	適量

作り方

❶ 鶏肉を一口大に切り、塩、こしょうをふってなじませる。玉ねぎは5mm幅のくし形切りに、ズッキーニは2等分長さに切り、縦4～6割りにする。いんげん豆は水けをきる。

❷ 鍋にⒶを入れて弱火にかけ、香りが立ったら鶏肉の皮目から両面を香ばしく焼き、玉ねぎ、ズッキーニを加えてさっと炒める。

❸ 水、つぶしたトマトを缶汁ごと加え、再び煮立ったらいんげん豆を加えて約5分煮て、塩で味を調え、こしょうと粉チーズをふる。

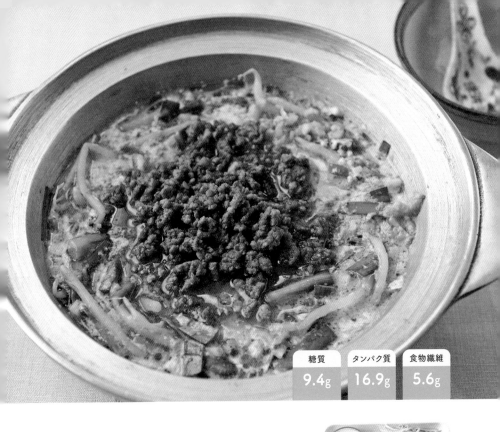

糖質	タンパク質	食物繊維
9.4g	16.9g	5.6g

豆乳坦々鍋

材料 （1人分）

にら	10本（50g）
ザーサイ	小さじ1
長ねぎ	1/4本
植物油	小さじ1
豚ひき肉	50g
Ⓐ 酒、しょうゆ、甜面醬	各小さじ1/2
鶏ガラスープの素	小さじ1
もやし	100g
Ⓑ しょうゆ、ラー油 各小さじ1 白練りごま	大さじ1
無調整豆乳	1/3カップ

作り方

① にらはざく切りに、ザーサイとねぎはみじん切りにする。

② フライパンを中火にかけて植物油を熱し、ひき肉を炒め、Ⓐを加えて汁けをとばす。

③ 鍋に水1カップ（分量外）と鶏ガラスープの素を入れて中火にかけ、煮立ったらもやし、にらを入れさっと煮る。

④ ③にⒷ、ザーサイ、ねぎを入れ、最後に豆乳を加えてさっと煮て、②をのせる。

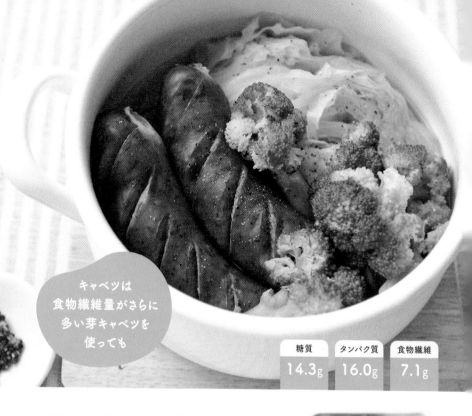

キャベツは
食物繊維量がさらに
多い芽キャベツを
使っても

糖質	タンパク質	食物繊維
14.3g	16.0g	7.1g

フランクフルトの
ポトフ鍋

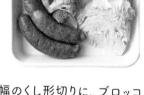

材料 （1人分）

キャベツ ── 1/6個（180g）
ブロッコリー ──────100g
フランクフルト 2本（100g）
水 ──────1と1/2カップ
コンソメ ──────小さじ1
ローリエ ────────1枚
塩、こしょう ──────各少々
粒マスタード ──────適量

作り方

① キャベツは3cm幅のくし形切りに、ブロッコリーは小房に分け、フランクフルトは斜めに切り目を入れる。

② 鍋に①と水、コンソメ、ローリエを入れて強火にかけ、煮立ったら弱火にし、ふたをして10〜15分、キャベツがやわらかくなるまで煮る。

③ 塩、こしょうで味を調え、粒マスタードを添える。

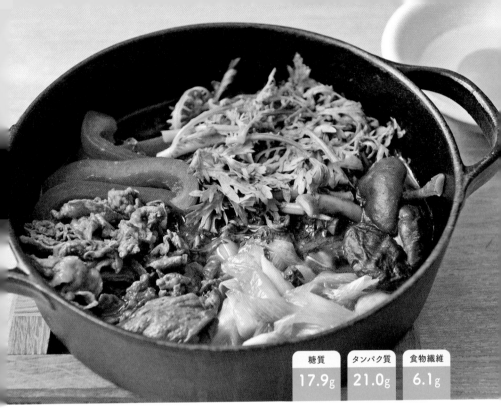

糖質	タンパク質	食物繊維
17.9g	21.0g	6.1g

春菊とパプリカ入り すき焼き鍋

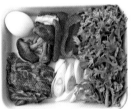

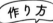 材料 （1人分）

春菊	1/2束（80g）
パプリカ（赤）	1/4個
長ねぎ	1/2本
しいたけ	2枚
Ⓐ しょうゆ、酒、みりん	各大さじ1
植物油	大さじ1/2
牛肉（すき焼き用赤身肉）	80g
昆布だし汁	1/2カップ
卵	1個

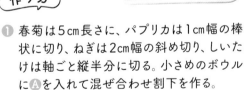 作り方

❶ 春菊は5cm長さに、パプリカは1cm幅の棒状に切り、ねぎは2cm幅の斜め切り、しいたけは軸ごと縦半分に切る。小さめのボウルにⒶを入れて混ぜ合わせ割下を作る。

❷ すき焼き鍋を中火にかけて植物油を熱し、ねぎを炒めてしんなりしたら、肉を加えてさっと炒めてねぎの上にのせ、空いた部分でパプリカとしいたけもさっと炒める。

❸ ❷にⒶを加えてねぎと肉にからめ、だし汁を注ぎ、煮立ったら春菊を加える。煮詰まったらだし汁（分量外）を足す。溶き卵を添える。

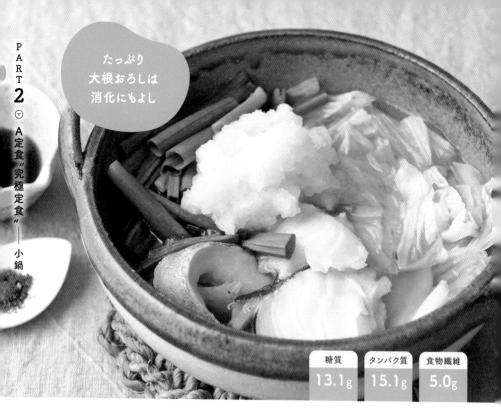

たっぷり
大根おろしは
消化にもよし

糖質	タンパク質	食物繊維
13.1g	15.1g	5.0g

たらの
みぞれ鍋

※写真はわけぎを
使用しています。

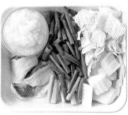

材料 （1人分）

たら（甘塩）……1切（100g）
白菜……………………100g
わけぎ（または青ねぎ）……50g
昆布だし汁……1と1/2カップ
大根おろし………………150g
ポン酢しょうゆ………大さじ1
七味唐辛子…………………少々

作り方

① たらは一口大のそぎ切りにし、熱湯にさっとくぐらせ、ざるにあげる。白菜は軸をそぎ切り、葉をざく切りに、わけぎは4～5cm長さに切る。

② 鍋にだし汁を入れて中火にかけ、煮立ったら、①を加え、食材に火が通ったら、大根おろしをのせる。

③ ポン酢しょうゆを鍋の汁で割ったものと七味唐辛子を添える。

＼入れっぱなしでトロトロに！／

スープジャーで作る
白菜スープ

肝活ランチではお弁当がおすすめですが、忙しい朝にお弁当の準備は大変ですよね。そこでおすすめしたいのが、スープジャーに入れっぱなしでおいしさもアップする簡単スープです。下ごしらえは3分。保温中にゆっくりと火が通って食材の旨みがじんわりしみ出て、食材もやわらかくトロトロになります。このスープとコンビニのおにぎりや、P29でも紹介しているBASE BREAD を組み合わせればお手軽ランチができあがります。

作り方 （1人分、500mℓのスープジャー1個）

1. ベーコン（1枚）を短冊に切って、油を引かずに炒める。

2. バター（1センチ角）を加え、ざく切りにした白菜（2枚）を炒める。ここまで約2分。

3. コンソメ（小さじ1）と水（ひたひた）を加えて煮立たせる。ここまでで約3分。

4. スープジャーに入れてお弁当に持っていくと、ランチどきには白菜がトロトロに。

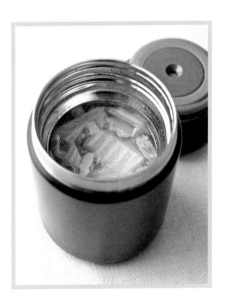

肝活のヒント

スープジャーバリエとして、市販のフリーズドライのミネストローネもおすすめ。お湯と一緒にコンビニのカットキャベツ、ツナを入れておけば、ミネストローネがボリュームアップ。ゆで卵2個をプラスして、低糖質・高タンパク・高食物繊維ランチが完成。

PART
3

B定食

"一汁一菜定食"
主菜＋汁物＋主食

メインのおかずに汁物とごはんをセットにした
定番定食スタイル。
タンパク質食材と野菜をたっぷり使った
バランス抜群の主菜レシピと、
手軽に作れるみそ汁の具材アイデアを紹介します。

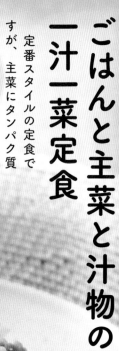

ごはんと主菜と汁物の一汁一菜定食

定食スタイルの定食ですが、主菜にタンパク質と食物繊維を豊富に取り入れているのがポイントです。みそ汁で食物繊維をプラスすれば、バランス抜群で満足感のある献立に。忙しいときは、インスタントのみそ汁にレンチンした冷凍野菜を入れるだけの手間なしみそ汁でもOKです。

植物性と動物性の
タンパク質と食物繊維を
バランスよく
たっぷりとれる

豆腐チャンプルー

材料 （2人分）

木綿豆腐 ……………………… 1丁
豚バラ肉 …………………… 50g
にんじん …………………… 50g
ゴーヤ ………… 小1本（200g）
植物油 ………………… 大さじ1
塩 ………………………… 少々
大豆もやし ………………… 100g
卵 ………………………… 1個

しょうゆ ……………… 大さじ1
塩、こしょう …………… 各少々
かつお節 ………………… 適量

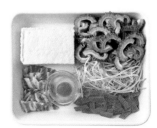

作り方

❶ 豆腐はキッチンペーパーで包んで耐熱皿にのせ、ラップをせずに電子レンジで3分加熱して水切りをする。豚肉は2cm幅に切る。にんじんは短冊切りにし、ゴーヤは縦半分に切って種をとり7mm幅のうす切りにして塩少々（分量外）をふり、しんなりしたら水けを絞る。

❷ フライパンを中火にかけて植物油の半量を熱し、豆腐を大きくくずしながら入れ、両面焼きつけ、塩をふって取り出す。

❸ ❷のフライパンに残りの油を入れて中火で豚肉を炒め、脂が出てきたら、にんじん、ゴーヤ、もやしを加えて炒め、しんなりしたら、豆腐を戻して炒め合わせる。溶いた卵をまわし入れて全体にからませ、しょうゆを鍋肌からまわし入れ、塩、こしょうで味を調える。器に盛り、かつお節をのせる。

オクラとえのきたけのみそ汁 ➡ P72

糖質
4.0g

タンパク質
19.1g

食物繊維
5.5g

※糖質・タンパク質・食物繊維の数値は豆腐チャンプルーのみのものです。ごはんとみそ汁は含まれません。

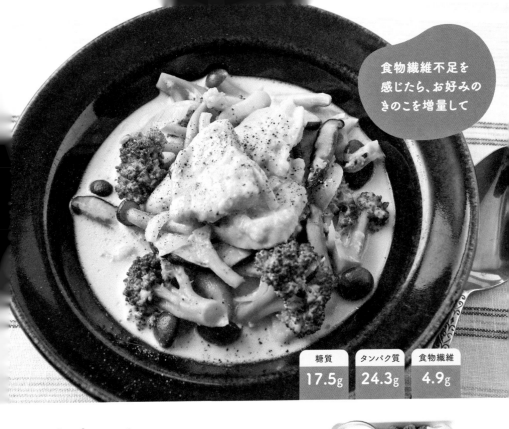

食物繊維不足を
感じたら、お好みの
きのこを増量して

糖質	タンパク質	食物繊維
17.5g	24.3g	4.9g

鶏肉ときのこの
クリーム煮

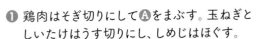

材料 （2人分）

鶏むね肉 ……………………… 200g
Ⓐ 塩、こしょう、小麦粉 …… 各少々
玉ねぎ ……………………… 1/4個
しいたけ ……………………… 2枚
しめじ ……………………… 100g
ブロッコリー ………………… 100g
植物油 ……………………… 大さじ1
Ⓑ 牛乳 ……………………… 1カップ
　 コンソメ ………………… 大さじ1/2
塩、粗びき黒こしょう ……… 各少々

作り方

❶ 鶏肉はそぎ切りにしてⒶをまぶす。玉ねぎと
しいたけはうす切りにし、しめじはほぐす。

❷ ブロッコリーは小房に分けて、ラップで包ん
で電子レンジで2分加熱する。

❸ フライパンに植物油の半量を入れ、中火
で鶏肉を焼き、厚みの半分以上が白っぽく
なったら、もう片面も焼いて取り出す。残り
の油を入れ、中火で玉ねぎがしんなりするま
で炒め、きのこ類を加えてさらに炒める。鶏
肉を戻し、Ⓑを加えて中火で煮る。煮立った
ら、❷を入れて火を弱め、約5分煮て、塩
で味を調え、器に盛ってこしょうをふる。

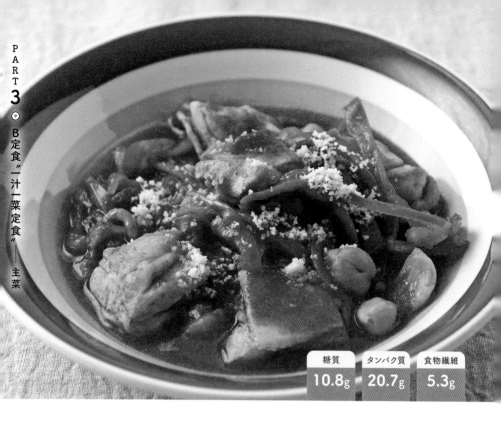

糖質	タンパク質	食物繊維
10.8g	20.7g	5.3g

鶏肉とピーマンの トマト煮

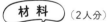 （2人分）

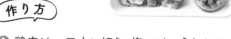

鶏もも肉 ⋯⋯⋯⋯⋯ 200g
塩、こしょう ⋯⋯⋯ 各少々
ピーマン ⋯⋯⋯⋯⋯ 2個
玉ねぎ ⋯⋯⋯⋯⋯⋯ 1/4個
オリーブ油 ⋯⋯⋯⋯ 大さじ1
にんにく（つぶす） 小1かけ
トマト水煮缶 1/2缶（200g）
コンソメ ⋯⋯⋯⋯⋯ 大さじ1/2
ひよこ豆（水煮） ⋯ 50g
塩 ⋯⋯⋯⋯⋯⋯⋯⋯ 少々
粉チーズ ⋯⋯⋯⋯⋯ 適量

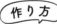

❶ 鶏肉は一口大に切り、塩、こしょうをふる。

❷ ピーマンは縦細切り、玉ねぎはうす切りにする。

❸ フライパンにオリーブ油の半量を入れ、中火で鶏肉を焼き、厚みの半分以上が白っぽくなったら、もう片面も焼いて取り出す。残りの油とにんにくを入れて弱火で炒め、香りが立ったら、❷を加え、しんなりするまで炒める。鶏肉を戻し、水1/2カップ（分量外）、つぶしたトマト缶、コンソメを加えて中火で煮立て、ひよこ豆を加え、ふたをして弱火で約5分煮る。塩で味を調え、器に盛って粉チーズをふる。

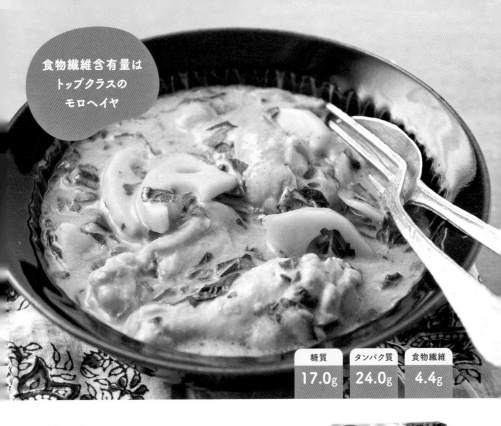

食物繊維含有量は
トップクラスの
モロヘイヤ

糖質	タンパク質	食物繊維
17.0g	24.0g	4.4g

鶏肉とモロヘイヤの エスニック煮込み

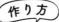

材料 （2人分）

鶏手羽元	6本（330g）
れんこん	140g
玉ねぎ	1/4個
モロヘイヤ	100g
しょうが（うす切り）	2〜3枚
水	1と1/2カップ
鶏ガラスープの素	小さじ1
カレールウ（刻む）	20g
ココナッツミルク	1/2カップ

作り方

❶ 鶏手羽元は骨に沿って切り目を入れる。

❷ れんこんは7mm幅の半月またはいちょう切りに、玉ねぎはうす切りにする。

❸ モロヘイヤは葉を摘み取ってゆで、粗く刻む。

❹ 鍋に鶏手羽元、しょうが、水を入れて強火にかけ、沸騰したら、あくをとり、ふたをして弱火で約10分煮る。鶏ガラスープの素と❷を加えてさらに約5分煮る。❸を加えて火を止め、カレールウを加えて溶かし、ココナッツミルクを加え中火で2〜3分煮る。

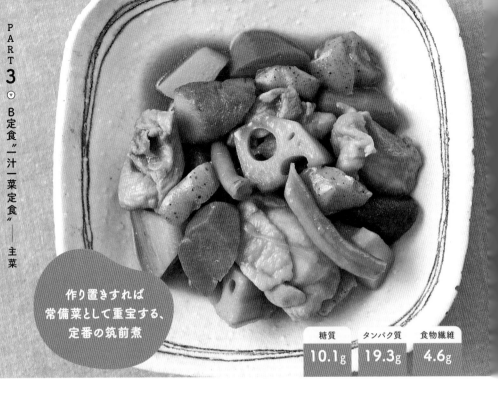

作り置きすれば
常備菜として重宝する、
定番の筑前煮

糖質	タンパク質	食物繊維
10.1g	19.3g	4.6g

鶏肉と根菜の和風煮

※根菜ミックスに里芋が入っている場合は、糖質が多いため取り除くか、ごはんの量を減らす。

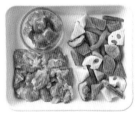

材料 （2人分）

鶏もも肉 ……………………… 200g
こんにゃく ……………………… 100g
ごま油 ……………………… 大さじ1
根菜ミックス（市販／ごぼう、にんじん、たけのこ、しいたけ、いんげん、れんこん）…… 180g
　┌ だし汁 ……………………… 1カップ
Ⓐ │ しょうゆ、みりん、酒
　└ ……………………… 各大さじ1強

作り方

❶ 鶏肉は一口大に切る。こんにゃくは手で一口大にちぎって水からゆで、沸騰してから2分ゆでてざるにあげる。

❷ フライパンを中火にかけてごま油を熱し、鶏肉を炒め、脂が出てきたら、根菜ミックス、こんにゃくを加えて炒め、Ⓐを注いで煮立ったらアルミホイルで落としぶたをして、汁けがなくなるまで煮る。

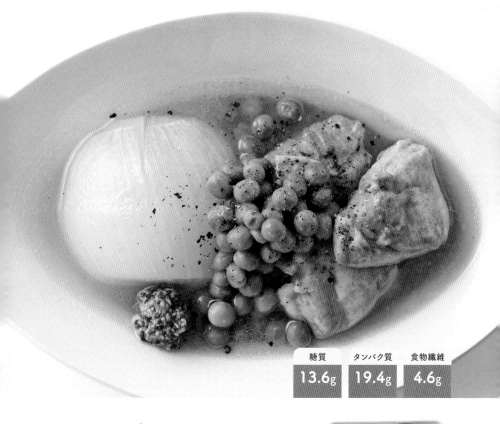

糖質	タンパク質	食物繊維
13.6g	19.4g	4.6g

鶏肉とグリンピースのワイン煮

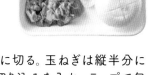

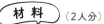 （2人分）

鶏もも肉 ……………………… 200g
玉ねぎ ……………………… 大1個
オリーブ油 ……………… 大さじ1/2
にんにく（つぶす）…… 小1かけ
白ワイン ………………… 1/4カップ
グリンピース（冷凍）…… 50g
┌ 水 ………………………… 1カップ
Ⓐ コンソメ ……………… 大さじ1/2
└ ローリエ ……………………… 1枚
塩、粗びき黒こしょう … 各少々
粒マスタード ………………… 適量

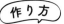

❶ 鶏肉は一口大に切る。玉ねぎは縦半分に切って上部に切り込みを入れ、ラップで包んで電子レンジで5分加熱する。

❷ 鍋にオリーブ油とにんにくを入れて弱火で炒め、香りが立ったら鶏肉を加え、厚みの半分以上が白っぽくなったらひっくり返して焼く。

❸ ❷に白ワインを加えてアルコール分を飛ばしながら煮て、汁けが少なくなったら玉ねぎ、グリンピース、Ⓐを加えて落としぶたをし、約10分煮る。塩で味を調え、器に盛ってこしょうをふり、マスタードを添える。

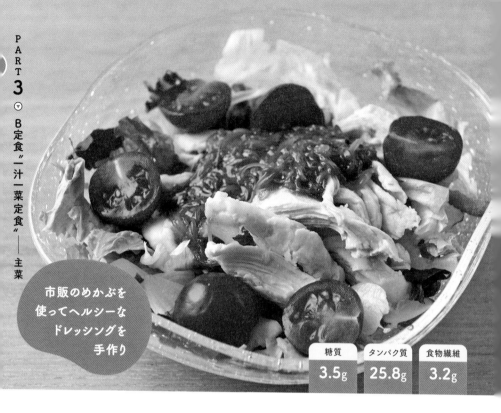

市販のめかぶを
使ってヘルシーな
ドレッシングを
手作り

糖質	タンパク質	食物繊維
3.5g	25.8g	3.2g

サラダチキンサラダ

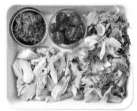

材料 (2人分)

サラダチキン（市販／プレーン）
……… 2パック（200g）
ミニトマト ……… 6個
味付きめかぶ
……… 2パック（140g）
オリーブ油 ……… 大さじ1
サラダミックス（市販）
……… 160g

作り方

❶ チキンは食べやすい大きさに手でさき、ミニトマトは半分に切る。

❷ めかぶとオリーブ油を混ぜ合わせる。

❸ 器にサラダミックス、ミニトマト、チキンを盛り、❷をかける。

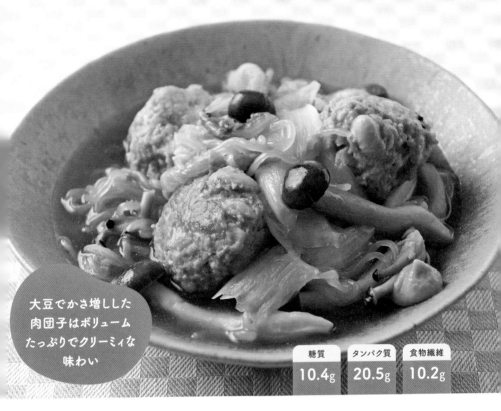

大豆でかさ増しした
肉団子はボリューム
たっぷりでクリーミィな
味わい

糖質	タンパク質	食物繊維
10.4g	20.5g	10.2g

肉団子の
きのこ煮込み

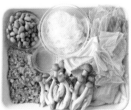

材料 （2人分）

白菜	300g
しらたき	150g
しめじ	100g
蒸し大豆	90g
鶏ひき肉	150g
しょうが汁	小さじ1
塩	小さじ1/5
植物油	大さじ1
Ⓐ だし汁	1/2 カップ
しょうゆ、みりん	各大さじ1
練りがらし	適量

作り方

❶ 白菜は軸をそぎ切りに、葉をざく切りにし、し
らたきは食べやすい長さに切る。しめじはほぐ
す。大豆はフォークの背などで粗くつぶす。

❷ ボウルにひき肉、大豆、しょうが汁、塩を入
れてよく混ぜ、6等分して団子状に丸める。

❸ フライパンを中火にかけて植物油を熱し、
❷を焼く。全面に焼き色がついたら、白菜、
しらたき、しめじを加え、Ⓐを注いでふたをし、
蒸し煮にする。器に盛って、からしを添える。

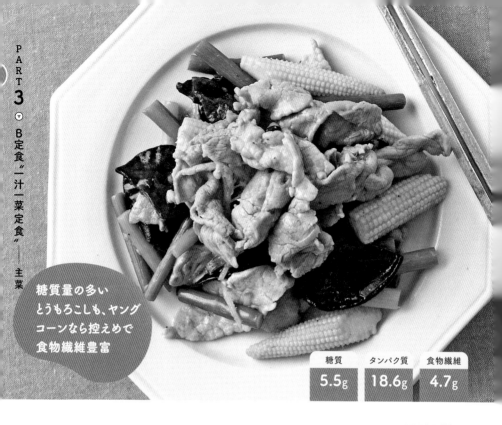

糖質量の多い
とうもろこしも、ヤング
コーンなら控えめで
食物繊維豊富

糖質	タンパク質	食物繊維
5.5g	18.6g	4.7g

豚肉とヤングコーンの中華塩炒め

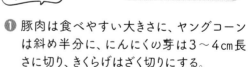

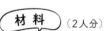 **材料** （2人分）

豚こま切れ肉	200g
ヤングコーン	6本
にんにくの芽	70g
きくらげ（生）	90g
ごま油	大さじ1
しょうが（せん切り）	小1かけ分

A
- 水 ……………… 1/4カップ
- 鶏ガラスープの素 …… 小さじ1
- 塩 ……………… 小さじ1/4
- 片栗粉 ………… 小さじ1
- こしょう ……… 少々

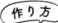 **作り方**

① 豚肉は食べやすい大きさに、ヤングコーンは斜め半分に、にんにくの芽は3～4cm長さに切り、きくらげはざく切りにする。

② フライパンを中火にかけてごま油を熱し、豚肉をほぐしながら入れて炒め、色が変わったら、野菜類、きくらげ、しょうがを加え、炒め合わせる。

③ 野菜がしんなりしたら、Aをよく混ぜてまわし入れ、炒めからめる。

※乾燥きくらげを使用する場合は13gをひたひたの水に約20分つけてもどす。

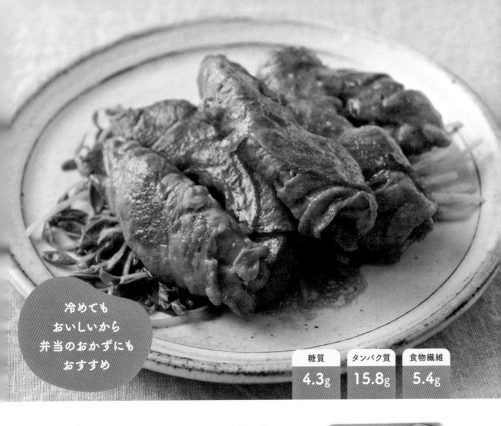

冷めても
おいしいから
弁当のおかずにも
おすすめ

糖質	タンパク質	食物繊維
4.3g	15.8g	5.4g

豚肉のアボカド巻き 豆苗添え

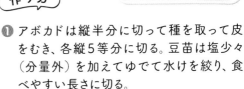

材料 （2人分）

アボカド ……………………………… 1個
豆苗 ……………………………… 1パック
豚もも肉（しゃぶしゃぶ用）
　　　　…… 150g（10枚分）
オリーブ油 …………………… 大さじ1
ポン酢しょうゆ ……………… 大さじ2

作り方

① アボカドは縦半分に切って種を取って皮をむき、各縦5等分に切る。豆苗は塩少々（分量外）を加えてゆでて水けを絞り、食べやすい長さに切る。

② 豚肉を広げ、アボカドを巻く。

③ フライパンを中火にかけてオリーブ油を熱し、②の巻き終わりを下にして並べ、各面を焼き、ポン酢しょうゆをまわしかけてからめる。

④ 器に豆苗をしいて③を盛り、フライパンに残った汁を全体にかける。

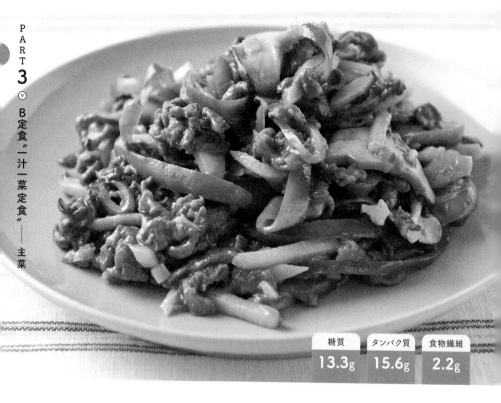

糖質	タンパク質	食物繊維
13.3g	15.6g	2.2g

チンジャオ ロースー

※牛肉はできるだけ
赤身のものを。

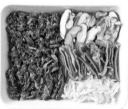

材料 （2人分）

牛切り落とし肉	200g
酒	小さじ2
片栗粉	適量
たけのこ（水煮）	50g
ピーマン	2個
しいたけ	2枚
植物油	大さじ1
Ⓐ オイスターソース、酒	各大さじ1
しょうゆ	小さじ1
にんにく（すりおろし）	少々

作り方

❶ 牛肉は細切りにし、酒をふってなじませ、片栗粉をうすくまぶす。たけのこは細切りに、ピーマンは縦に細切りに、しいたけは軸を細くさき、かさはうす切りにする。

❷ フライパンを中火にかけて植物油の半量を熱し、❶の牛肉以外を炒め、塩少々（分量外）を加えてしんなりしたら取り出す。

❸ ❷のフライパンに残りの油を入れ、中火で牛肉をほぐしながら炒め、肉の色が変わったら❷を戻し入れ、Ⓐを加えて炒め合わせる。

65

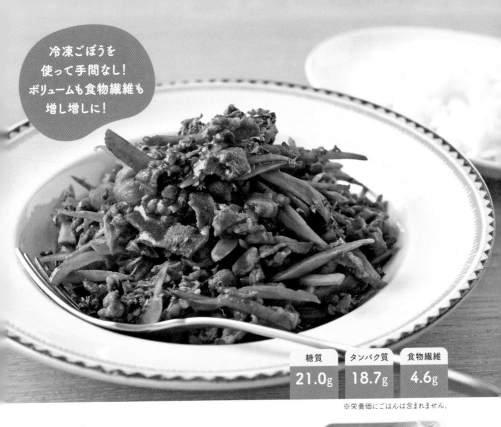

冷凍ごぼうを
使って手間なし！
ボリュームも食物繊維も
増し増しに！

糖質	タンパク質	食物繊維
21.0g	18.7g	4.6g

※栄養価にごはんは含まれません。

ごぼうの
ハッシュドビーフ

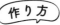

材料 （2人分）

牛切り落とし肉 200g
玉ねぎ 1/2個
オリーブ油 大さじ1
ささがきごぼう（冷凍）100g
スライスマッシュルーム（水煮）
50g

Ⓐ
┌ デミグラスソース（市販）
│ 145g
│ トマトケチャップ、ウスター
│ ソース 各大さじ1
└ ローリエ 1枚

塩、こしょう、パセリ 各少々

作り方

❶ 牛肉は細切りに、玉ねぎはうす切りにする。

❷ フライパンを中火にかけてオリーブ油を熱し、玉ねぎを炒め、しんなりしたら牛肉を加えてさらに炒める。

❸ 肉の色が変わったら水1/4カップ（分量外）を注いで煮立たせ、ごぼうを凍ったまま加え、ふたをしてひと煮立ちしたら、マッシュルームとⒶを加え、全体を混ぜ合わせる。煮立ったら、ふたをして約5分煮て、塩、こしょうで味を調え、器に盛ってパセリのみじん切りを散らす。

＊生のごぼうを使う場合は、❷で玉ねぎと一緒に炒める。

66

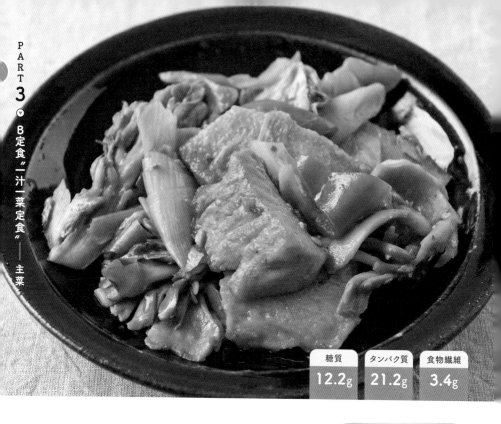

糖質	タンパク質	食物繊維
12.2g	21.2g	3.4g

鮭の回鍋肉
（ホイコーロー）

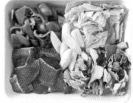

材料（2人分）

鮭	2切れ（200g）
キャベツ	60g
ピーマン	2個
長ねぎ	1/4本
まいたけ	100g
植物油	大さじ1
豆板醤	小さじ1/2

Ⓐ
- みそ……大さじ1
- しょうゆ、みりん……各小さじ1
- 酒……大さじ1
- にんにく（すりおろし）……少々

作り方

① 鮭は一口大のそぎ切りにし、塩少々と酒小さじ2（各分量外）をふってなじませ、片栗粉（分量外）をまぶす。キャベツはざく切りに、ピーマンは乱切りに、ねぎは1.5cm幅の斜め切りにする。まいたけはほぐす。

② フライパンに植物油の半量を熱し、中火で鮭を焼き、厚みの半分以上が白っぽくなったらひっくり返し、もう片面も焼いて取り出す。残りの油と豆板醤を入れて弱火で炒め、野菜ときのこを加えて塩少々と水大さじ2（各分量外）を入れてふたをし、蒸し煮にする。鮭を戻し、Ⓐを加えてからめる。

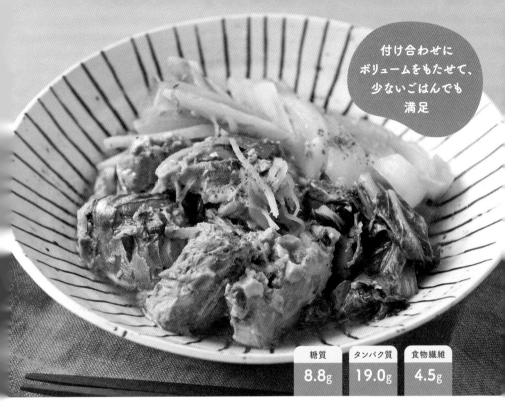

付け合わせに
ボリュームをもたせて、
少ないごはんでも
満足

糖質	タンパク質	食物繊維
8.8g	19.0g	4.5g

さばのみそ煮 ごぼうとチンゲンサイ添え

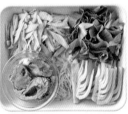

材料 （2人分）

チンゲンサイ……大1株（180g）
さば缶（水煮）……1缶（190g）
昆布だし汁……………1カップ
しょうが（せん切り）
………………小1かけ分
ささがきごぼう（冷凍）
………………………100g
みそ……………大さじ1強
七味唐辛子……………少々

作り方

❶ チンゲンサイは軸を縦6〜8割りに、葉をざく切りにする。

❷ フライパンにさば缶の汁、だし汁、しょうがを入れて中火にかけ、煮立ったら、凍ったままのごぼうを加えて火が通るまで煮る。

❸ ❷にさばと❶を加えてひと煮立ちさせ、みそを溶き入れる。器に盛って七味唐辛子をふる。

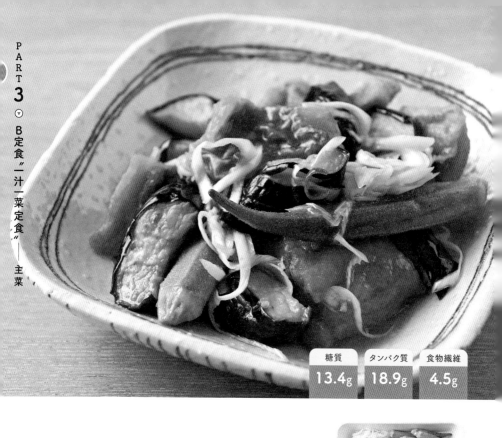

糖質	タンパク質	食物繊維
13.4g	18.9g	4.5g

あじの南蛮漬け

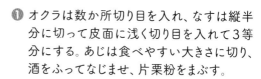

材料 （2人分）

オクラ	6本
なす	2本
あじ（3枚おろし）	200g
酒	少々
片栗粉	適量
長ねぎ	1本
Ａ ┌ ポン酢しょうゆ	大さじ2
├ だし汁	大さじ6
└ 赤唐辛子（小口切り）	少々
サラダ油	適量

作り方

1. オクラは数か所切り目を入れ、なすは縦半分に切って皮面に浅く切り目を入れて3等分にする。あじは食べやすい大きさに切り、酒をふってなじませ、片栗粉をまぶす。

2. ねぎは斜めうす切りにして、混ぜ合わせたＡに漬け込む。

3. 天ぷら鍋にサラダ油を入れて170度に熱し、オクラとなすを素揚げし、あじも揚げて、油をきり、熱いうちに2に漬ける。

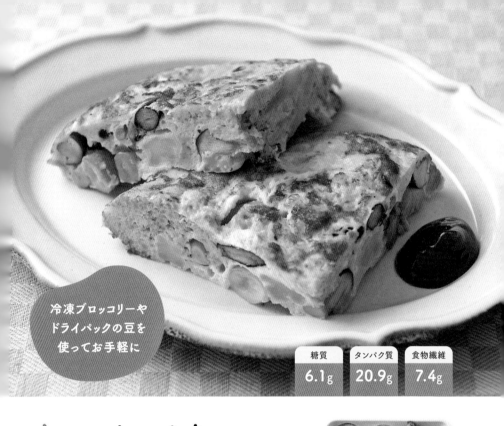

冷凍ブロッコリーや
ドライパックの豆を
使ってお手軽に

糖質	タンパク質	食物繊維
6.1g	20.9g	7.4g

きのこたっぷり
スパニッシュオムレツ

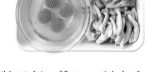

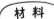 **材料** （2人分、直径20cmの
フライパン1個分）

卵......................................4個
粉チーズ.....................大さじ4
塩、こしょう.................各少々
オリーブ油..................大さじ2
しめじ（または好みのきのこ）
..............................100g
ブロッコリー（冷凍）......100g
ミックスビーンズ（ドライ）
..............................1パック（50g）
トマトケチャップ..............適量

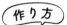 **作り方**

❶ ボウルに卵を割りほぐし、粉チーズを加えて混ぜ合わせ、塩、こしょうで味を調える。

❷ フライパンを中火にかけてオリーブ油を熱し、ほぐしたしめじ、ブロッコリー、ミックスビーンズを加えて炒める。

❸ ❷に❶をまわし入れて大きくかき混ぜる。半熟状になったら、ふたをして弱火で約7〜8分焼く。ひっくり返し、ふたをしてさらに約2分焼く。切り分けて、ケチャップを添える。

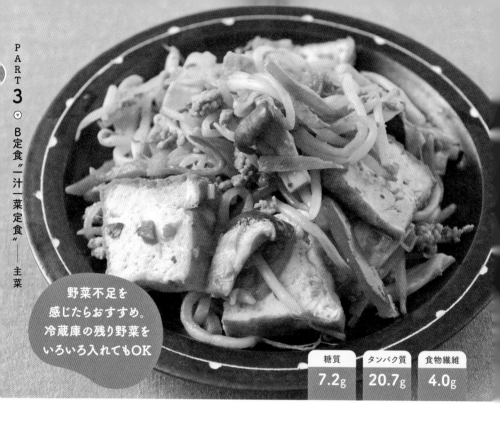

野菜不足を感じたらおすすめ。冷蔵庫の残り野菜をいろいろ入れてもOK

糖質	タンパク質	食物繊維
7.2g	20.7g	4.0g

厚揚げとひき肉の 野菜炒め

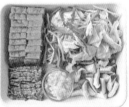

※写真の野菜ミックスはキャベツ、もやし、にんじん、ピーマン。

材料 （2人分）

厚揚げ	200g
長ねぎ	1/4本
エリンギ	70g
豚ひき肉	100g
塩、こしょう	各少々
野菜ミックス	1袋（200g）

Ⓐ
- オイスターソース、酒 …… 各大さじ1
- 豆板醤 …… 小さじ1/3
- しょうゆ …… 小さじ1
- にんにく（すりおろし） …… 少々

作り方

① 厚揚げは縦半分に切って1cm幅に切り、ねぎはみじん切りに、エリンギは縦に割いて長さを3〜4等分に切る。

② フライパンに植物油大さじ1/2（分量外）とねぎを入れて弱火で炒め、香りが立ったら、ひき肉を加えて中火でぽろぽろに炒め、塩、こしょうで味を調えて取り出す。

③ ②のフライパンに植物油大さじ1/2（分量外）を熱し、野菜ミックスとエリンギを炒め、しんなりしたら厚揚げを加えてさらに炒める。②を戻し、Ⓐを加えて炒め合わせる。

みそ汁の具材
アイデア集

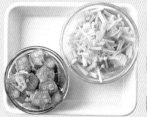

B定食は一汁一菜。P54〜71の主菜にお好みの汁物をプラスしてください。手軽な季節野菜のみそ汁でOKですが、ここでは食物繊維多めのおすすめ具材を紹介します。

＊材料はすべて1人分

〈基本のみそ汁の作り方〉
＊ピーマンと昆布のみそ汁を除く

材料 （1人分）

- だし汁（顆粒だしの素 小さじ1/3
　　　　＋水150mℓ）
- みそ……… 大さじ1/2

作り方

鍋にだし汁を入れて温め、具材を煮て、火が通ったら、みそを溶き入れる。

［注ぐだけアイコン］
お椀にだしの素、具材、みそを入れて湯をそそぐだけでOK。

オクラとえのきたけ

糖質	3.1g
タンパク質	2.0g
食物繊維	2.7g

- オクラ（小口切り）……… 3本
- えのきたけ（2cm長さに切る）……… 20g

モロヘイヤとヤングコーン

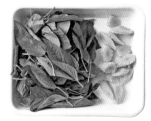

糖質	3.1g
タンパク質	2.4g
食物繊維	2.3g

- モロヘイヤ（葉をせん切り）……… 1/4束（15g）
- ヤングコーン（斜め切り）……… 3本

アボカドとミニトマト

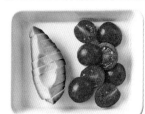

糖質	5.0g
タンパク質	2.1g
食物繊維	3.0g

- アボカド（5mm幅に切る）……… 1/4個
- ミニトマト（半分に切る）……… 4個

卯の花と水菜

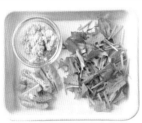

糖質 **2.6g**

タンパク質 **3.7g**

食物繊維 **3.0g**

- おから（生）⋯⋯⋯ 大さじ1
- 水菜（3cm長さに切る）⋯⋯⋯ 25g
- 油揚げ（短冊に切る）⋯⋯⋯ 1/4枚

納豆となめたけ

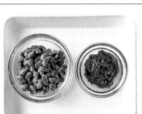

糖質 **4.4g**

タンパク質 **5.8g**

食物繊維 **2.8g**

- 納豆⋯⋯⋯ 小1パック（30g）
- なめたけ⋯⋯⋯ 大さじ1/2

もずくとゴーヤ

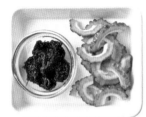

糖質 **2.2g**

タンパク質 **1.5g**

食物繊維 **1.5g**

- もずく（タレなし）⋯⋯⋯ 30g
- ゴーヤ（うす切り、塩少々をふって水けを絞る）⋯⋯⋯ 25g

ブロッコリーとめかぶ

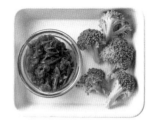

糖質 **2.3g**

タンパク質 **2.9g**

食物繊維 **4.4g**

- ブロッコリー（小房に分ける）⋯⋯⋯ 30g
- めかぶ（たれなし）⋯⋯⋯ 1パック

ピーマンと昆布

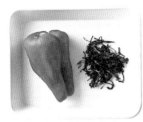

糖質 **2.7g**

タンパク質 **1.5g**

食物繊維 **1.6g**

- ピーマン（丸ごと手で握ってつぶす）⋯⋯⋯ 1個
- 切り昆布（水でもどす）⋯⋯⋯ 1.5g（乾）
- 油⋯⋯⋯ 小さじ1
- 顆粒だしの素⋯⋯⋯ 小さじ1/3
- 水⋯⋯⋯ 150㎖
- みそ⋯⋯⋯ 大さじ1/2

＊鍋に油を引いてピーマンを焼きつけ、だしの素と水を加え、煮立ったら昆布を加えて2〜3分煮て、みそを溶き入れる。

切り干し大根と大豆

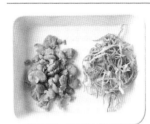

糖質 **4.9g**

タンパク質 **4.8g**

食物繊維 **3.6g**

- 切り干し大根（水でもどして切る）⋯⋯⋯ 5g（乾）
- 蒸し大豆（フォークの背でつぶす）⋯⋯⋯ 20g

\ レタス1玉があっという間！ /

塩昆布と
オリーブ油のレタスサラダ

長野に住むようになって、採れたてレタスのおいしさに驚きました。箱いっぱいに差し入れをいただくこともあり、しばしば食卓に上がります。新鮮なレタスはシンプルな食べ方が一番です。私のお気に入りは、塩昆布とオリーブ油をかけるだけ。軽く半玉は食べられます。ツナ缶やサラダチキンをトッピングすれば、これだけでバランスのよい一品に。レタスチャーハンもおすすめです。火を通しすぎないのがコツです。

作り方

❶ レタスはヘタを手でくり抜き、一口大にちぎる。

❷ ボウルにレタスを入れ、塩昆布適量を加え、オリーブ油適量をまわしかけ、全体を混ぜ合わせる。

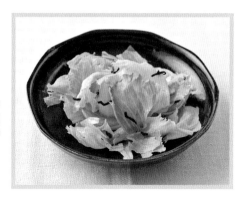

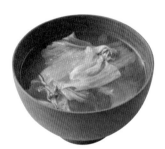

肝活のヒント

長野にきてから知った食べ方で、前日のレタスサラダの余りをみそ汁の具にします。だし汁にみそを溶いて、レタスを入れるだけ。忙しい朝のみそ汁にぴったりです。

PART

4

C定食

"ワンボウル定食"
ワンボウル＋副菜

肝活レシピなら麺類や丼系、粉物もOK。
野菜やきのこを使って主食量をかさ増しするので
ボリュームたっぷりで、栄養価も抜群。
不足しがちなタンパク質や食物繊維は
副菜を組み合わせて調整してください。

丼や麺類＋副菜の
ワンボウル定食

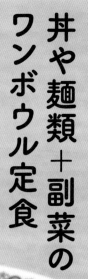

どうしても糖質過多になってしまう丼や麺類、粉物ですが、肝活中でも食べたい人は多いでしょう。

そこで、主食食材を減らし、具材でかさ増ししたワンボウルに、不足しがちなタンパク質や食物繊維を副菜でちょい足し。副菜は作り置きできるので、お弁当にも重宝します。

ピーラーで
リボン状にした
にんじんで
パスタをかさ増し！

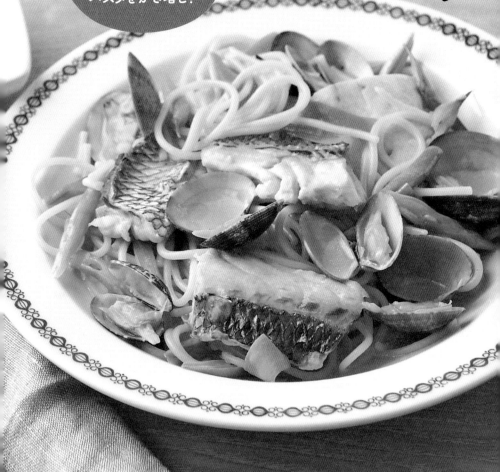

魚介とにんじんの スープスパゲティー

材料 （2人分）

にんじん ─────── 50g
いんげん ─────── 50g
白身魚（たい、キンメ、たら〈生〉など）
　─────── 1切れ（150g）
あさり（殻つき）─── 150g
オリーブ油 ───── 大さじ1
にんにく（つぶす）── 1かけ
白ワイン ──── 1/4カップ
水 ────── 2と1/2カップ

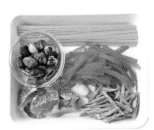

※写真はたいを使用しています。

コンソメ ────── 小さじ1
スパゲティー ───── 100g

作り方

❶ にんじんはピーラーでリボン状に削り、いんげんは2cm幅の斜め切りに、魚は一口大のそぎ切りに、あさりは砂抜きをする。

❷ フライパンを弱火にかけてオリーブ油とにんにくを入れ、にんにくが色づいたら魚の皮の面から焼き、焼き色がついたらひっくり返す。あさりを加え、白ワインを注ぎ、ふたをして、あさりの口が開くまで蒸し煮にする。

❸ 魚、あさりを取り出し、水を加えて煮立て、コンソメと半分に折ったスパゲティーを加える。スパゲティーのゆで時間残り4分でにんじんといんげんを加え、ふたをして4分煮る。白身魚とあさりをフライパンに戻してさっと煮る。

ブロッコリーと枝豆のガーリック炒め ➡ P93

糖質
38.0g

タンパク質
21.7g

食物繊維
4.1g

※糖質・タンパク質・食物繊維の数値は魚介とにんじんの
　スープスパゲティーのみのものです。副菜は含まれません。

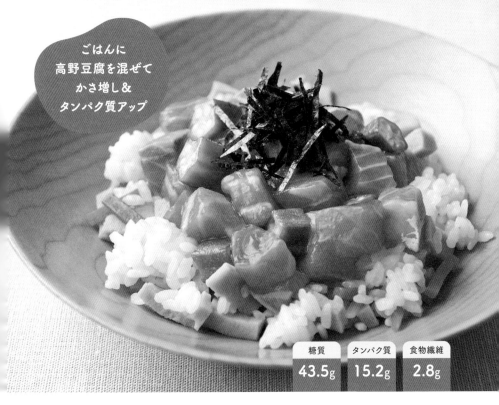

ごはんに
高野豆腐を混ぜて
かさ増し＆
タンパク質アップ

糖質	タンパク質	食物繊維
43.5g	15.2g	2.8g

サーモンの
ちらし寿司

※すし酢のかわりに、
　ガリ40gを刻んで
　混ぜてもOK。

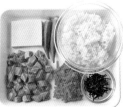

材料 （2人分）

高野豆腐	1枚（16g）
にんじん	40g
刺身用サーモン	100g
オクラ	2本
だし汁	1/2カップ
Ⓐ しょうゆ	小さじ2
みりん	小さじ2
温かいごはん	200g
すし酢	大さじ1
刻みのり	適量

作り方

❶ 高野豆腐は表示通りにぬるま湯でもどして
短冊切りに、にんじんも短冊切りに、サーモ
ンは1.5cmの角切りにする。オクラはゆでて
小口切りにする。

❷ 小鍋に高野豆腐、にんじん、だし汁、Ⓐを
入れて中火にかけ、汁けがなくなるまで煮る。

❸ ボウルにごはんとすし酢を入れて混ぜ、❷
を加えて混ぜ合わせる。

❹ ❸を器に盛り、サーモンとオクラをのせ、さ
らに刻みのりをのせる。

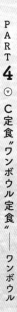

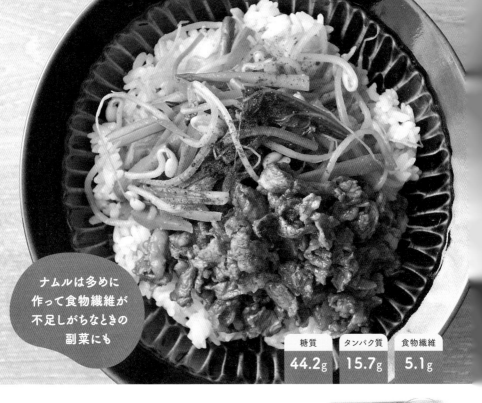

ナムルは多めに
作って食物繊維が
不足しがちなときの
副菜にも

糖質	タンパク質	食物繊維
44.2g	15.7g	5.1g

ごちそうビビンバ

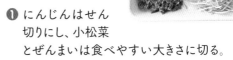

材料 （2人分）

にんじん　　　　　　　40g
小松菜　　　　　　　　50g
ぜんまい（水煮）　　　80g
大豆もやし　　　　　　100g
Ⓐ しょうゆ、ごま油　各大さじ1、
砂糖　大さじ1/2、白いり
ごま　小さじ1、鶏ガラスープ
の素　小さじ1/2、にんにく
（すりおろし）　小さじ1/2、
粉唐辛子　小さじ1/4
牛こま切れ肉　　　　　150g
焼き肉のたれ　　　　　大さじ1
温かいごはん　　　　　200g

作り方

❶ にんじんはせん
切りにし、小松菜
とぜんまいは食べやすい大きさに切る。

❷ もやしとにんじん、小松菜、ぜんまいは塩少々
（分量外）を加えてゆで、水けをよくきる。

❸ ボウルにⒶを入れて混ぜ合わせ、❷を加え
てさらに混ぜ合わせる。

❹ フライパンを中火にかけて植物油小さじ1
（分量外）を熱し、牛肉を炒め、火が通っ
たら、焼き肉のたれをからめる。

❺ ごはんとごま油小さじ1（分量外）を混ぜ合
わせて器に盛り、❸と❹をのせ、好みで粉
唐辛子（分量外）をふる。

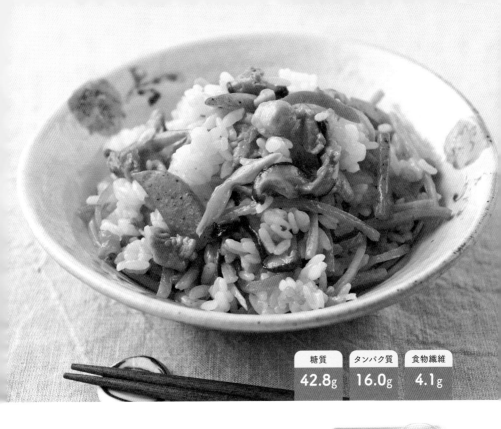

糖質	タンパク質	食物繊維
42.8g	16.0g	4.1g

きんぴら入り 混ぜごはん

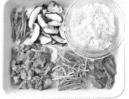

材料 （2人分）

こんにゃく	50g
しいたけ	2枚
いんげん	16g
鶏もも肉	150g
ごま油	小さじ1
きんぴらミックス（水煮／にんじん、ごぼう）	50g
Ⓐ だし汁	1/4カップ
Ⓐ しょうゆ、みりん	各大さじ1
温かいごはん	200g

作り方

❶ こんにゃくは短冊に切って水からゆでてざるにあげる。しいたけはうす切りに、いんげんは2cm幅の斜め切りに、鶏肉はさいの目に切る。

❷ フライパンを中火にかけてごま油を熱し、鶏肉を炒め、色が変わったらこんにゃく、しいたけ、いんげん、きんぴらミックスを加えてさっと炒め、Ⓐを加えて汁けがなくなるまで煮る。

❸ ボウルにごはんと❷を入れて混ぜ合わせる。

残りもののごはんと
市販食材を
組み合わせて
ササっと一品

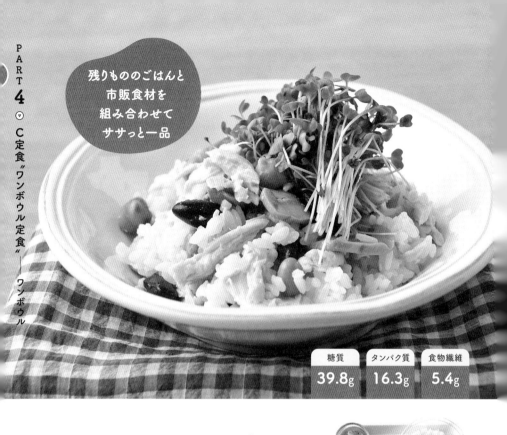

糖質	タンパク質	食物繊維
39.8g	16.3g	5.4g

ミックスビーンズの ライスサラダ

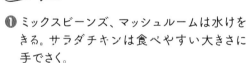

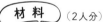 **材料** （2人分）

ミックスビーンズ（ドライ）
　　　　　 1パック（50g）
スライスマッシュルーム（水煮）
　　　　　　　　　　 30g
サラダチキン（市販／プレーン）
　　　　　 1パック（100g）
温かいごはん 200g
フレンチドレッシング 大さじ1
ブロッコリースプラウト 20g

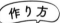 **作り方**

❶ ミックスビーンズ、マッシュルームは水けを
きる。サラダチキンは食べやすい大きさに
手でさく。

❷ ボウルにごはんとドレッシングを入れて混
ぜ、❶を加えて混ぜ合わせる。

❸ ❷を器に盛り、ブロッコリースプラウトをの
せる。

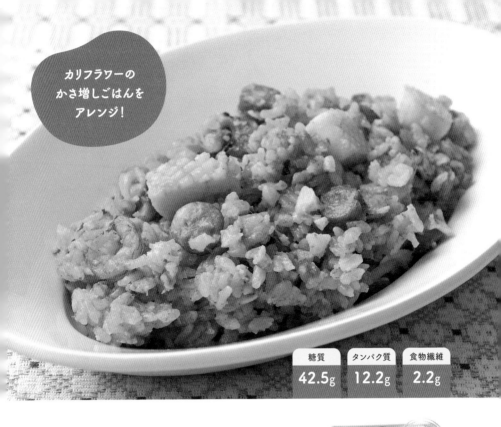

カリフラワーの
かさ増しごはんを
アレンジ!

糖質	タンパク質	食物繊維
42.5g	12.2g	2.2g

炊き込みパエリア

材料 （3人分）

米	1合
カリフラワー	150g
ソーセージ	3本
オリーブ油	大さじ1
にんにく（みじん切り）	1かけ分
カレー粉	小さじ1
トマト水煮缶	50g
コンソメ	大さじ1/2
シーフードミックス（冷凍）	150g
パセリ（みじん切り）	大さじ1

作り方

❶ 米はさっと洗ってざるにあげる。

❷ カリフラワーはみじん切りに、ソーセージは5mm幅の小口切りにする。

❸ フライパンにオリーブ油、にんにく、カレー粉を入れて弱火で炒める。香りが立ったら、米を入れてよく炒め、トマト缶のトマトをつぶして汁ごと加えてなじむように炒め合わせる。

❹ 炊飯器に❸とコンソメを入れ、1合の目盛まで水（分量外）を加え、❷とシーフードをのせて白米モードで炊飯する。炊き上がったらパセリを加えて全体を混ぜ合わせる。

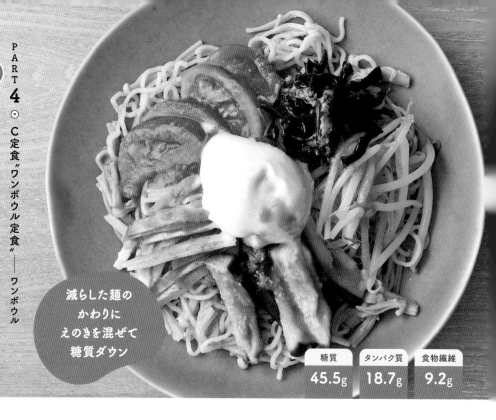

減らした麺の
かわりに
えのきを混ぜて
糖質ダウン

糖質	タンパク質	食物繊維
45.5g	18.7g	9.2g

温たま冷やし中華

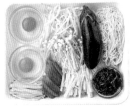

材料 （2人分）

えのきたけ	100g
トマト	1/2個（75g）
ハム	4枚
なす	1個
もやし	100g
冷やし中華麺	1玉
きくらげの甘辛煮（➡P91）	1人分
卵（温泉卵〈➡P97〉）	2個
Ⓐ 冷やし中華のたれ（麺に付属のもの、しょうゆ味）	1人分
ポン酢しょうゆ	大さじ1
白練りごま	大さじ1

作り方

❶ えのきは半分の長さに切り、トマトはうす切りに、ハムは細切りにする。なすは縦に浅く数本切り目を入れ、ラップで包んで電子レンジで3分加熱し、粗熱がとれたら縦6〜8等分にさいて半分の長さに切る。

❷ 鍋に湯を沸かしてもやしをゆで、ざるにあげる。同じ湯で中華麺とえのきをゆでて冷水でさまし、水けをきって混ぜ合わせる。

❸ 麺とえのきを器に盛り、もやし、きくらげの甘辛煮、トマト、ハム、なすをのせ、真ん中に温泉卵をのせて、混ぜ合わせたⒶをかける。

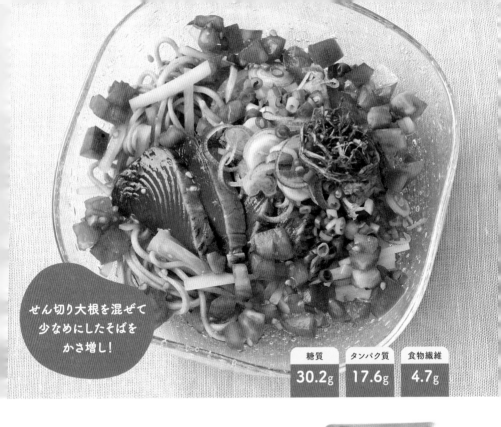

せん切り大根を混ぜて少なめにしたそばをかさ増し！

糖質	タンパク質	食物繊維
30.2g	17.6g	4.7g

そばとカツオのぶっかけトマト薬味つゆ

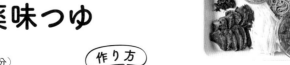

材料 （2人分）

大根	150g
青じそ	4枚
青ねぎ	2本（10g）
みょうが	2個
トマト	1個（150g）
めんつゆ（3倍濃縮）	1/4カップ
水	1/4カップ
そば（ゆで）	1玉
かつおのたたき	2人前（120g）

作り方

❶ 大根はそばと同じ太さのせん切りにする。青じそはせん切りに、ねぎとみょうがは小口切りにする。トマトはさいの目に切って水と合わせためんつゆと混ぜ合わせる。

❷ 鍋にたっぷりの湯を沸かし、そばと大根を一緒にゆで、ざるにあげて流水で洗い水けをきる。

❸ 器に❷を盛り、かつお、ねぎ、みょうが、青じそをのせ、トマトを加えためんつゆをまわしかける。

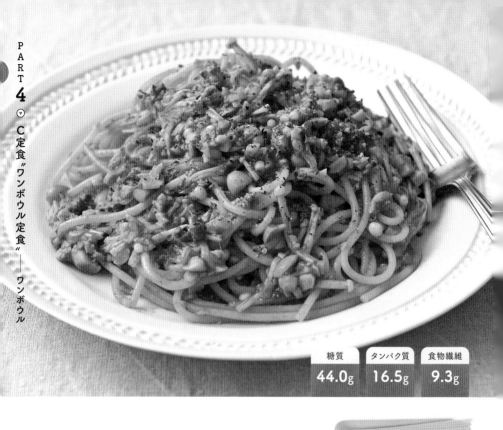

糖質	タンパク質	食物繊維
44.0g	16.5g	9.3g

えのきパスタの ミートソース

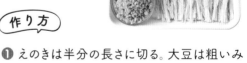

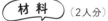 **材料** （2人分）

えのきたけ................100g
蒸し人豆.....................90g
スパゲティー...............100g
オリーブ油...........大さじ1
ミートソース（市販）
.................1人前（140g）
パセリ（みじん切り）...大さじ1
粗びき黒こしょう..........少々

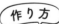 **作り方**

❶ えのきは半分の長さに切る。大豆は粗いみじん切りにする。

❷ 鍋に湯を沸かし、塩少々（分量外）を加えてスパゲティーをゆで、表示のゆで時間の残り2分でえのきを加える。

❸ フライパンを中火にかけてオリーブ油を熱し、大豆を炒め、ミートソースを加えて温まったら、スパゲティーのゆで汁をお玉1杯加え、なじませる。

❹ ❸に❷を加えて混ぜ合わせて器に盛り、パセリを散らしてこしょうをふる。

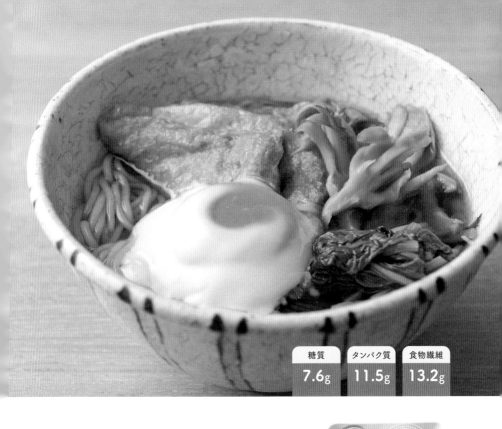

糖質	タンパク質	食物繊維
7.6g	11.5g	13.2g

月見きつね
煮込みうどん風

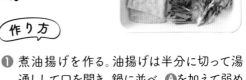

材料（1人分）

〈煮油揚げ〉（作りやすい分量）

油揚げ　4枚

Ⓐ だし汁　1/2カップ
砂糖、しょうゆ、酒　各大さじ1

ほうれんそう（生）　50g
まいたけ　50g
煮油揚げ　1枚
糖質0g麺（丸麺➡P28）　1玉
めんつゆ（3倍濃縮）
　　　　　大さじ1と1/2
卵（温泉卵➡P97）　1個

作り方

❶ 煮油揚げを作る。油揚げは半分に切って湯通しして口を開き、鍋に並べ、Ⓐを加えて弱めの中火にかけ、落としぶたをして6〜7分煮る。
＊冷蔵で3日、小分けにしてラップで包み冷凍保存袋に入れて冷凍で1カ月保存可能。

❷ ほうれんそうはゆでて水けを絞り、3cmの長さに切る。まいたけはほぐす。煮油揚げは斜め半分に切る。麺は水けをきる。

❸ 鍋にめんつゆと水1と1/4カップ（分量外）を入れて中火にかけて温め、まいたけを加え、火が通ったら、麺を加えて1分弱煮て器に盛り、煮油揚げ、ほうれんそう、温泉卵をのせる。

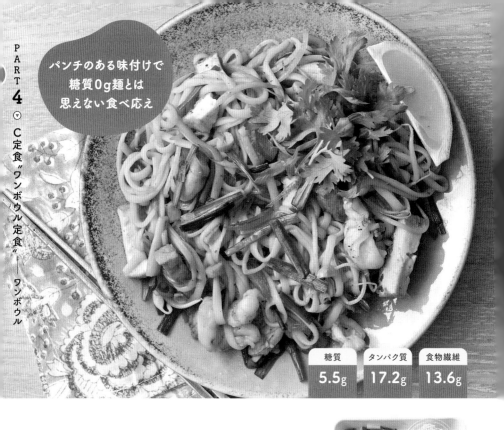

パンチのある味付けで
糖質0g麺とは
思えない食べ応え

糖質	タンパク質	食物繊維
5.5g	17.2g	13.6g

糖質0g麺の
パッタイ風

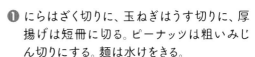

 材料 （1人分）

にら	20g
紫玉ねぎ	1/4個
厚揚げ	50g
ピーナッツ	小さじ1
糖質0g麺（平麺 ➡ P28）	1玉
植物油	大さじ1
むきえび	50g
大豆もやし	50g
Ⓐ ナンプラー	小さじ1
Ⓐ オイスターソース	小さじ1
レモン	1/8切れ

作り方

❶ にらはざく切りに、玉ねぎはうす切りに、厚揚げは短冊に切る。ピーナッツは粗いみじん切りにする。麺は水けをきる。

❷ フライパンを中火にかけて植物油を熱し、むきえびを炒め、色が変わったら厚揚げを入れて炒め、もやしと玉ねぎを加えてさっと炒める。

❸ ❷にⒶを加えてなじませたら、麺、にら、ピーナッツを加えて炒め合わせ、器に盛り、レモンとお好みでパクチー（分量外）を添える。

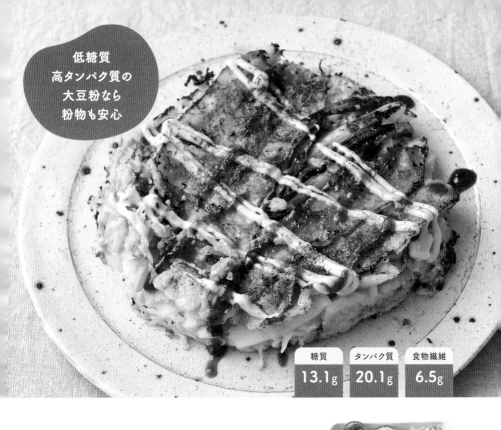

低糖質
高タンパク質の
大豆粉なら
粉物も安心

糖質	タンパク質	食物繊維
13.1g	20.1g	6.5g

大豆粉の お好み焼き

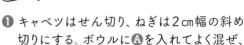

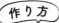 **材料** （2人分）

キャベツ……………………250g
九条ねぎ………………4本（40g）
　大豆粉…………………………50g
Ⓐ　卵……………………………1個
　だし汁…………………1/2カップ
紅しょうが…………………………20g
植物油…………………………大さじ1
豚バラ肉うす切り……4枚（80g）
お好み焼きソース、マヨネーズ、
青のり……………………………各適量

作り方

❶ キャベツはせん切り、ねぎは2cm幅の斜め
切りにする。ボウルにⒶを入れてよく混ぜ、
キャベツ、紅しょうがを加えて混ぜ合わせる。

❷ フライパンを中火にかけて植物油の半量を
熱し、❶の半量を流し入れて丸く形を整え、
ねぎを散らす。約3分焼いたら豚肉2枚を
のせてひっくり返し、ふたをして約2分焼く。
残りも同様に焼く。

❸ ❷を器に盛り、お好み焼きソース、マヨネー
ズをかけ、青のりをふる。

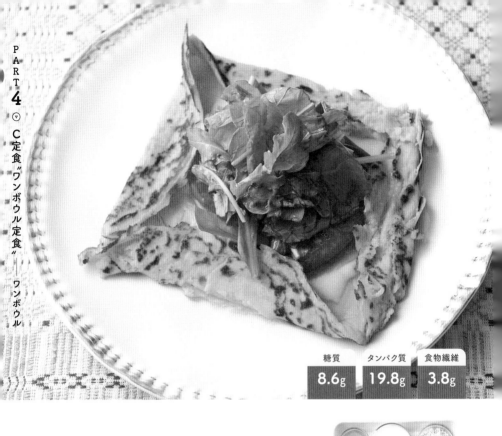

糖質	タンパク質	食物繊維
8.6g	19.8g	3.8g

大豆粉のガレット

 材料 （2人分）

ルッコラ	50g
トマト	1/2個（75g）
Ⓐ 大豆粉	40g
卵	小1個
牛乳	1/2カップ
水	大さじ1強
塩	ひとつまみ
植物油	小さじ1/2
バター	大さじ1
スライスチーズ	2枚
ハム	2枚

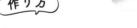 **作り方**

❶ ルッコラはざく切りに、トマトは輪切りにする。

❷ ボウルにⒶを入れてよく混ぜ、植物油を加えてさらに混ぜ合わせ、冷蔵庫で約1時間おいて生地を休ませたら、常温に戻す。

❸ フライパンを中火にかけてバターの半量を溶かし、❷の半量を流し入れて丸く形を整え、ぷつぷつと気泡が出てきたら火を止め、チーズ、ハム、トマトの順に各分量の半量をのせ、四方を折りたたむ。器に盛って、ルッコラの半量をのせる。残りも同様に作る。

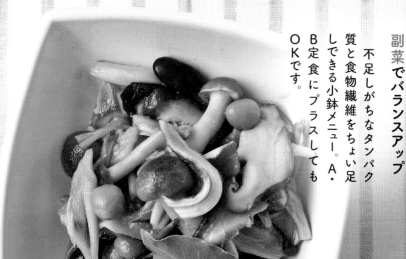

不足しがちなタンパク質と食物繊維をちょい足しできる小鉢メニュー。A・B定食にプラスしてもOKです。

糖質	タンパク質	食物繊維
2.6g	1.9g	3.8g

食物繊維たっぷり副菜　作り置きOK：冷蔵で5日

きのことミックスビーンズのマリネ

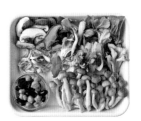

材料（4人分）

しめじ	100g
まいたけ	100g
しいたけ	2枚
塩	小さじ1/2
ミックスビーンズ（ドライ）	1パック（50g）

- A ┌ 白ワインビネガー（またはリンゴ酢）……大さじ2
- │ オリーブ油……大さじ1
- │ ローリエ……1枚
- └ 粒黒こしょう……4〜5粒

作り方

❶ しめじとまいたけはほぐす。しいたけは軸を細くさいて、かさは5mm幅のうす切りにする。

❷ 耐熱のボウルに❶を入れて塩をふり、ラップをかけて電子レンジで3分加熱する。

❸ ❷にミックスビーンズとⒶを加えてよく和え、密閉容器に入れて粗熱がとれるまでなじませる。

【食物繊維たっぷり副菜】 【作り置きOK：冷蔵で4日】

きくらげの甘辛煮

材料 （4人分）

きくらげ（生）・・・・・・・・・・・・・・・200g
ごま油・・・・・・・・・・・・・・・・・・・大さじ1/2
Ⓐ┌ だし汁・・・・・・・・・・・・・・・1/4カップ
 └ しょうゆ、みりん・・・・・・・・各大さじ1
白いりごま・・・・・・・・・・・・・・・大さじ1

作り方

❶ きくらげは細切りにする。

❷ フライパンを中火にかけてごま油を熱し、❶を炒め、Ⓐを加えて弱めの中火で汁けがなくなるまで煮て、ごまを加えて混ぜる。

※乾燥きくらげを使用する場合は29gをひたひたの水に約20分つけてもどす。

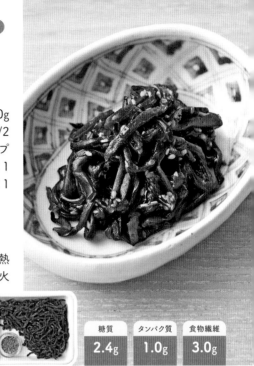

糖質	タンパク質	食物繊維
2.4g	1.0g	3.0g

【食物繊維たっぷり副菜】 【作り置きOK：冷蔵で4日】

おからの ポテトサラダ風

材料 （4人分）

ミックスナッツ・・・・・・・・・・・・・・20g
おから（生）・・・・・・・・・・・・・・・100g
きんぴらごぼう（市販）・・・1パック（70g）
マヨネーズ・・・・・・・・・・・・・・・大さじ2
カレー粉・・・・・・・・・・・・・・・小さじ1/5

作り方

❶ フライパンを弱火にかけて、ミックスナッツをから煎りし、取り出して粗く刻む。同じフライパンにおからを入れてから煎りする。

❷ ボウルに材料をすべて入れて混ぜ合わせる。

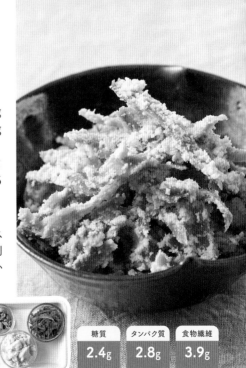

糖質	タンパク質	食物繊維
2.4g	2.8g	3.9g

切り干し大根と
ひじきの甘酢

材料 （4人分）

切り干し大根
　　　　　　20g
芽ひじき（乾）　5g
白いりごま　　大さじ1

Ⓐ すし酢　大さじ2
　 ごま油　小さじ1

作り方

❶ 切り干し大根は表示通り水でもどし、長ければ食べやすい長さに切る。ひじきはさっと洗う。

❷ ボウルに❶を入れて、ごまとⒶで和え、少し置いてなじませる。

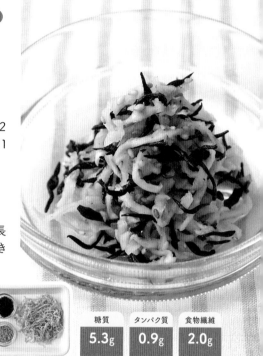

糖質	タンパク質	食物繊維
5.3g	0.9g	2.0g

アボカドの
しらす梅和え

材料 （2人分）

アボカド　　　　　　　　　　　1個
梅干し　　　　　　　　　　　　2個
しらす干し　　　　　　　　　大さじ2
ごま油　　　　　　　　　　　小さじ1
しょうゆ　　　　　　　　　お好みで適量

作り方

❶ アボカドは縦2つ割りにし、種をとる。梅干しは種を取り除き、実を包丁でたたいてペースト状にする。

❷ ボウルにしらす干し、梅干し、ごま油を入れて和え、アボカドの穴に詰め、お好みでしょうゆをたらす。

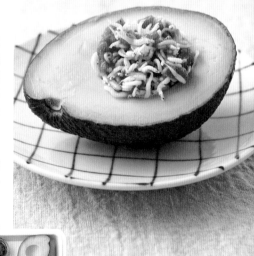

糖質	タンパク質	食物繊維
2.5g	2.4g	4.4g

`食物繊維たっぷり副菜` `作り置きOK：冷蔵で3日`

ブロッコリーと枝豆の ガーリック炒め

材料 （4人分）

ブロッコリー……150g　にんにく（みじん切り）
枝豆…………20さや　　　……小1かけ分
オリーブ油……大さじ1　塩、こしょう……各少々

作り方

❶ ブロッコリーは小さめの小房に分け、茎部分は輪切りにし、ラップで包んで電子レンジで1分30秒加熱する。枝豆は塩ゆでして、さやから出す。

❷ フライパンを弱火にかけてオリーブ油でにんにくを炒め、うすく色づいたら❶を加えて中火で炒め、塩、こしょうで味を調える。

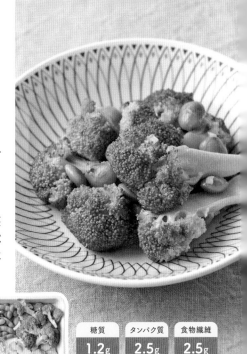
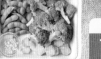

糖質	タンパク質	食物繊維
1.2g	2.5g	2.5g

`食物繊維たっぷり副菜` `作り置きOK：冷蔵で3日`

いんげんと オクラのサブジ

材料 （4人分）

Ⓐ いんげん……60g　　Ⓑ にんにく（みじん切り）
　 オクラ………10本　　　　……小1かけ分
ミニトマト（4つ割）　　　カレー粉……小さじ1
　　…………6個　　塩…………小さじ1/4
オリーブ油……小さじ2　水…………1/2カップ

作り方

❶ Ⓐは2〜3cm幅の斜め切りにする。

❷ フライパンを弱火にかけ、オリーブ油でⒷを炒め、香りが立ったら、❶を加え、中火でさっと炒める。

❸ ❷にミニトマト、塩、水を加え、ふたをしていんげんとオクラがくったりするまで蒸し煮にする。

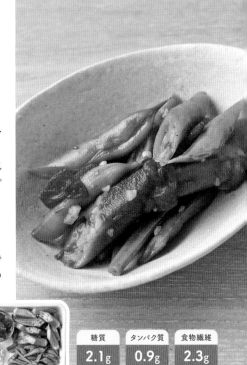

糖質	タンパク質	食物繊維
2.1g	0.9g	2.3g

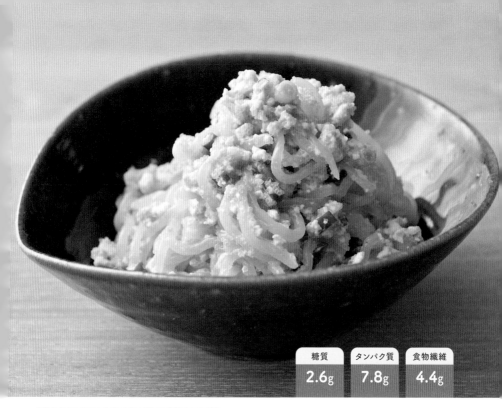

糖質	タンパク質	食物繊維
2.6g	7.8g	4.4g

しらたきの たらこ白和え

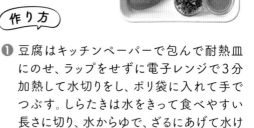

材料 （2人分）

木綿豆腐	1/4丁
しらたき	200g
たらこ	1/2腹（30g）
青ねぎ	2本（10g）
Ⓐ 練り白ごま	大さじ1
しょうゆ、砂糖	各小さじ1

作り方

❶ 豆腐はキッチンペーパーで包んで耐熱皿にのせ、ラップをせずに電子レンジで3分加熱して水切りをし、ポリ袋に入れて手でつぶす。しらたきは水をきって食べやすい長さに切り、水からゆで、ざるにあげて水けをきる。たらこは薄皮からしごいて身を取り出す。ねぎは小口切りにする。

❷ ボウルに豆腐とⒶを入れて混ぜ合わせ、たらこを加えて混ぜ、しらたきとねぎを和える。

タンパク質たっぷり副菜　作り置きOK：冷蔵で2日

モロッコインゲンと
ささみのヨーグルトサラダ

材料 （2人分）

モロッコインゲン … 100g
ささみ ………… 1本

A
┌ 塩、こしょう … 各少々
│ 酒（または白ワイン）
└ ………… 小さじ1

ヨーグルト（無糖）
………… 1/4カップ

B
┌ 塩 ……… 小さじ1/4
│ オリーブ油
│ ………… 大さじ1/2
└ レモン汁 … 小さじ1

作り方

❶ インゲンはゆでて1.5cm幅の斜め切りにする。ささみは観音開きにし、耐熱皿に入れてⒶをふる。ラップをかけて電子レンジで約1分加熱し、ラップをしたまま少し蒸らして火を通し、食べやすい大きさにさく。

❷ ボウルにⒷを入れて混ぜ合わせ、❶を蒸し汁ごと加えて和える。

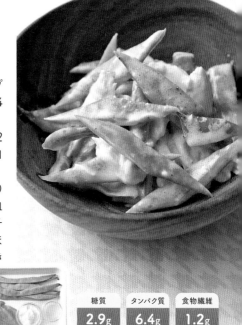

糖質	タンパク質	食物繊維
2.9g	6.4g	1.2g

タンパク質たっぷり副菜　作り置きOK：冷蔵で5日

わかめと大豆の炒めナムル

材料 （4人分）

わかめ（塩蔵）…… 60g
長ねぎ ……… 1/3本
赤唐辛子 ……… 1本
ごま油 …… 大さじ1/2
蒸し大豆 ……… 50g

にんにく（すりおろし）
………… 少々

A
┌ しょうゆ、酒
└ …… 各大さじ1/2

作り方

❶ わかめは塩を洗い流して水でもどし、ねぎはみじん切り、唐辛子は小口切りにする。

❷ フライパンを中火にかけ、ごま油でねぎをさっと炒め、わかめ、大豆、にんにく、唐辛子を加えてさらにさっと炒める。Ⓐを加えて汁けがなくなるまで炒め煮にする。

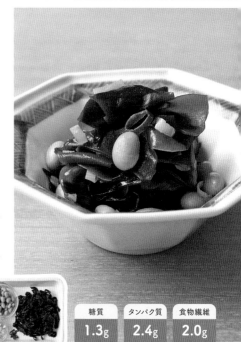

糖質	タンパク質	食物繊維
1.3g	2.4g	2.0g

ししとうとツナの
チャンプルー

材料 （2人分）

ししとう………… 70g　しょうゆ…… 小さじ1
植物油…… 小さじ1　塩、こしょう… 各少々
ツナ缶（オイル漬け）
　　………… 1缶（70g）

作り方

① ししとうはつまようじで穴を数か所あける。

② フライパンを中火にかけて植物油を熱し、ししとうを炒め、油がまわったらツナを缶汁ごと加えてなじむように炒める。しょうゆを加えてさっと炒め、塩、こしょうで味を調える。

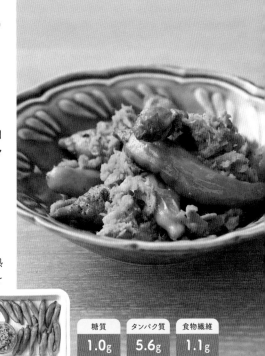

糖質	タンパク質	食物繊維
1.0g	5.6g	1.1g

切り干し大根と豆苗と
ハムのからし和え

材料 （2人分）

切り干し大根
　　………… 10g
豆苗…… 1パック
ハム…… 2枚

Ⓐ　マヨネーズ… 大さじ1
　　しょうゆ…… 小さじ1
　　練りがらし
　　　………… 小さじ1/4

作り方

① 切り干し大根は表示通り水でもどし、長ければ食べやすい長さに切る。豆苗は半分の長さに切る。ハムは細切りにする。

② 鍋に湯を沸かし、塩少々（分量外）を加え、ハム以外の①をさっとゆで、ざるにあげて水けをよくきって粗熱をとる。

③ ボウルにⒶを入れて混ぜ合わせ、②とハムを加えて和える。

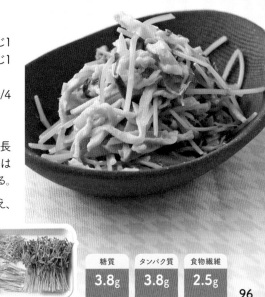

糖質	タンパク質	食物繊維
3.8g	3.8g	2.5g

タンパク質たっぷり副菜

レンジで作る
温泉卵

材料

卵 …………… 1個

作り方

❶ 耐熱の器に卵を割り入れ、卵が完全に
かぶる量の水（分量外）を入れる。黄
身につまようじで1か所穴をあけ、ラッ
プをかけずに電子レンジで50秒〜1
分加熱する。

❷ 穴杓子などでとって水けをきる。好みで
しょうゆやめんつゆ（分量外）をかけて
食べる。

※必ず1個ずつ、作ること

糖質	タンパク質	食物繊維
0.2g	5.7g	0.0g

タンパク質たっぷり副菜　作り置きOK：冷蔵で3日

おきつね焼き

材料 （2人分）

油揚げ ………………………… 1枚
納豆 ………………… 1パック（40g）
長ねぎ（みじん切り）………… 大さじ2
ピザ用チーズ ………………… 30g

作り方

❶ 油揚げは半分に切る。納豆は付属のた
れを加えて混ぜる。

❷ ボウルに納豆、ねぎ、ピザ用チーズを
入れて混ぜ合わせ、油揚げに詰める。

❸ フライパンを油は引かずに中火で熱
し、両面を香ばしく焼く。

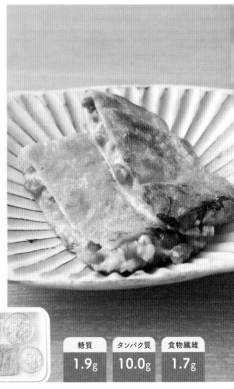

糖質	タンパク質	食物繊維
1.9g	10.0g	1.7g

肝臓先生の
実践レシピ

\ 野菜の水分だけで作る /

旨みたっぷりの 無水カレー

そのときにある野菜やきのこをざっくり切って鍋に入れ、放ったらかしでOK
の簡単レシピです。大事なのは入れる順番です。一番下にトマトを入れること
だけは守ってください。水を加えなくても、トマトの水分で鍋底がこげません。
注意したいのは糖質の多いじゃがいもは入れないこと。カレー粉は、私はフ
レークタイプと粉タイプを混ぜていますが、お好みで調整してください。

作り方

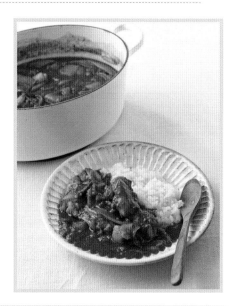

❶ トマト（6個）をくし形切りに
して鍋底に並べ、くし形切り
にした玉ねぎ（2個）、乱切り
のにんじん（1本）、鶏手羽元
（400g）の順に重ねる。

❷ ふたをして中火で10分、弱火
で約50分煮込む。

❸ 市販のカレールウ（フレーク
タイプ、3〜4皿分）、カレー粉
（大さじ2〜3杯）を加え、ふた
をして弱火で約10分煮込む。
カレー粉はお好みで調整を。

＊鍋はル・クルーゼなど、厚手で熱伝導の
　よいものがおすすめ。

  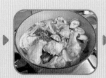

ある日の肝臓先生のカレー（上の仕上がり例とは材料が異なります）。鍋からこぼれんばかり
の食材が、煮込むうちに野菜はしんなり、肉はホロホロに。　（撮影：尾形 哲）

PART

5

肝活定食で
1週間献立計画

肝活レシピを使った1週間の献立例を紹介します。
肝活定食は汁物を副菜にアレンジしたり、
他の食材をプラスしたアレンジバージョンも登場。
また、市販の惣菜やコンビニ食品も組み入れて
手軽に無理なく続けられるようになっています。

肝活定食とお手軽メニューを組み合わせ

Part1〜4で登場した、かさ増しごはん、肝活A定食、B定食、C定食を組み入れた1週間の献立例を紹介します。

3食とも肝活定食が理想ですが、朝は前日の残り物でパパッと済ませられるようになっていたり、市販食品をうまく取り入れたりと、手軽にできるようになっています。各定食のアレンジバージョンも登場しますので、参考にして自分に合ったやり方で実践してみてください。

献立の ポイント＆アドバイス

朝ごはんでは、必ず主食、主菜（タンパク質源）、副菜（食物繊維）を食べる

パンとコーヒーだけでは栄養バランスが整いません。タンパク質源には、卵料理やチーズ、ヨーグルト、納豆などを。食物繊維は、C定食の副菜やA定食で紹介した具だくさんのスープ、B定食で紹介したみそ汁のほか、コンビニサラダを活用しても。

タンパク質や食物繊維が不足しているなと感じたら、副菜をプラス

外食や弁当などが続いて、タンパク質不足や食物繊維不足を感じたら、各定食にPart4で紹介した副菜をプラスしましょう。必ずしも、定食の形どおりでなくてはいけないということはありません。そのときの食生活に合わせてアレンジしてOK。

作り置きや市販品をうまく取り入れて、がんばりすぎない

栄養バランスが考えられた食品や、カット済みの食材、惣菜を取り入れて、食事の支度がストレスにならないように。A定食の具だくさん汁やC定食の副菜は多めに作っておけば、忙しいときに重宝します。作り置きのアレンジ例も紹介しているので参考にしてください。

食べすぎてしまったときは翌日で調整。1週間単位で考えましょう

今回の献立では紹介していませんが、食べすぎてしまった場合、**翌日の主食を1食分抜く**ことなどで調整を。主食の量を減らすのもアリです。朝起きて胃もたれを感じたら、朝食をスープだけにするとよいでしょう。1週間単位で過不足を調整すれば問題ありません。

＊ P101-107で紹介している献立のごはんはすべて100g、かさ増しごはんは各1食分の分量になります。

日曜日

[1日あたり] 糖質 **120.7g** ／タンパク質 **59.3g** ／食物繊維 **12.9g**

朝食

[1食あたり] 糖質 **36.8g** ／タンパク質 **13.9g** ／食物繊維 **3.3g**

オートミールごはんは おにぎりにしても！

- オートミールごはん［➡ P24］
- 目玉焼き（卵1個）
- ゆでブロッコリー（冷凍50g）
- チーズ（17g）
- ブラックコーヒー

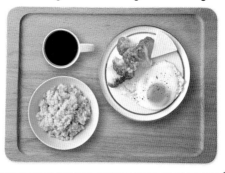

昼食

[1食あたり] 糖質 **45.5g** ／タンパク質 **18.3g** ／食物繊維 **6.1g**

カレーと相性のいい オートミールごはんで

- オートミールごはん［➡ P24］
- チキンと野菜のスープカレー ［➡ P35］

＊月曜朝食分も作り置き

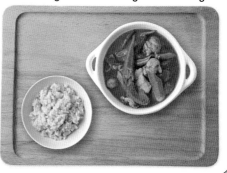

夕食

[1食あたり] 糖質 **38.4g** ／タンパク質 **27.1g** ／食物繊維 **3.5g**

市販のお刺身で B定食の副菜バージョン

- ごはん
- 刺身（はまち・まぐろ・たい）
- おきつね焼き［➡ P97］

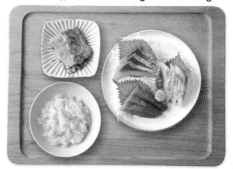

月曜日

[1日あたり] 糖質 **121.0g** ／タンパク質 **90.2g** ／食物繊維 **23.0g**

朝食

1食あたり 糖質 **28.8g** ／タンパク質 **38.3g** ／食物繊維 **8.7g**

前日のスープカレーに 卵を落としてアレンジ

- BASE BREAD ミニ食パン・プレーン（1袋）[➡ P29]
- チキンと野菜のスープカレー [➡ P35] ＋卵（日曜昼食のスープカレーの残りに卵1個を落として温め、好みのかたさに加熱する）

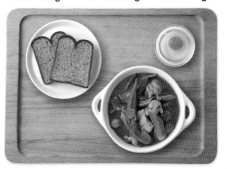

昼食

1食あたり 糖質 **40.8g** ／タンパク質 **30.0g** ／食物繊維 **5.3g**

コンビニ食材で 時短＆ちょっぴり手抜きを

- コンビニおにぎり（昆布1個）
- サラダチキンサラダ [➡ P61]
- インスタントのたまごスープ

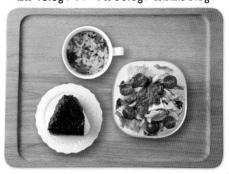

夕食

1食あたり 糖質 **51.4g** ／タンパク質 **21.9g** ／食物繊維 **9.0g**

B定食のみそ汁を副菜に チェンジバージョン

- ごはん
- あじの南蛮漬け [➡ P69]
  * 水曜昼食分も作り置き
- きくらげの甘辛煮 [➡ P91]
  * 火曜昼食の冷やし中華トッピング分も作り置き

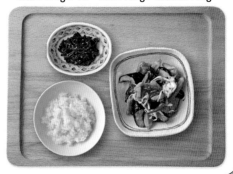

＊糖質量を控えめにしたい場合は、ごはんの量を減らすか、P27の糖質ほぼ0食材に置き換えてもOK

火曜日

〔1日あたり〕糖質 **126.5g** ／タンパク質 **73.1g** ／食物繊維 **31.0g**

朝食

1食あたり 糖質 **27.0g** ／タンパク質 **24.7g** ／食物繊維 **7.0g**

食物繊維多めの
ライ麦パンで

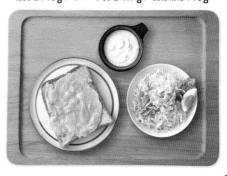

- ライ麦パンのエッグオープンサンド
（卵1個を割りほぐし、塩、こしょうで味を調え、植物油小さじ1を熱したフライパンで好みのかたさに焼く。ライ麦パン6枚切り1枚にのせる）
- コンビニサラダ（1パック）
- ヨーグルト（無糖、100g）

昼食

1食あたり 糖質 **46.7g** ／タンパク質 **21.2g** ／食物繊維 **11.7g**

食物繊維たっぷり
副菜を使ったC定食

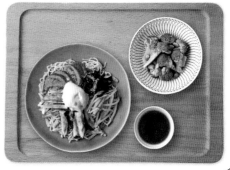
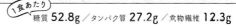

- 温たま冷やし中華 ［➡ P83］
- ブロッコリーと枝豆の
  ガーリック炒め ［➡ P93］
  ＊水曜朝食分も作り置き
- お茶

夕食

1食あたり 糖質 **52.8g** ／タンパク質 **27.2g** ／食物繊維 **12.3g**

洋風おかずと
相性のいい
カリフラワーごはんで

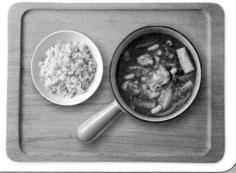

- カリフラワーごはん ［➡ P23］
  ＊水曜夕食分も作り置き
- チキンといんげん豆のトマト鍋
  ［➡ P47］

＊糖質量を控えめにしたい場合は、ごはんの量を減らすか、P27の糖質ほぼ0食材に置き換えてもOK

水曜日

［1日あたり］糖質 **137.0g** ／タンパク質 **74.2g** ／食物繊維 **22.3g**

朝食

［1食あたり］糖質 **32.0g** ／タンパク質 **19.7g** ／食物繊維 **6.6g**

火曜昼食の副菜で
サンドイッチに

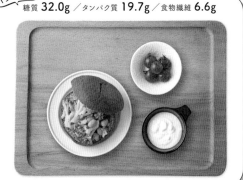

- BASE BREAD リッチのサンドイッチ ［BASE BREAD ➡ P29］（パン1個を横半分に切って、ブロッコリーと枝豆のガーリック炒め〈70g〉［➡ P93］をサンド）
- ヨーグルト（無糖、100g）
- ミニトマト（5個）

昼食

［1食あたり］糖質 **52.0g** ／タンパク質 **26.9g** ／食物繊維 **9.3g**

作り置きおかずと
コンビニおにぎりで
パパッと

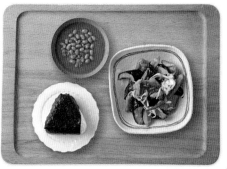

- コンビニおにぎり（梅 1個）
- あじの南蛮漬け ［➡ P69］
- 納豆となめたけのみそ汁 ［➡ P73］

夕食

［1食あたり］糖質 **53.0g** ／タンパク質 **27.6g** ／食物繊維 **6.4g**

汁物なしでB定食の
シンプルバージョン

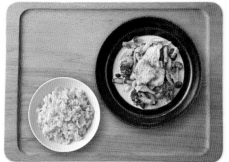

- カリフラワーごはん ［➡ P23］
- 鶏肉ときのこのクリーム煮 ［➡ P56］

＊糖質量を控えめにしたい場合は、ごはんの量を減らすか、P27 の糖質ほぼ0食材に置き換えてもOK

木曜日

［1日あたり］糖質 **99.1g** ／タンパク質 **46.9g** ／食物繊維 **32.1g**

朝食

［1食あたり］糖質 **42.5g** ／タンパク質 **11.0g** ／食物繊維 **8.7g**

市販常備菜で ササッと和定食

- 納豆ごはん（納豆1パック）
- 味付きめかぶ（1パック）
- オクラとえのきたけのみそ汁 ［➡ P72］

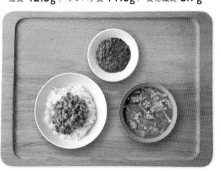

昼食

［1食あたり］糖質 **7.6g** ／タンパク質 **18.1g** ／食物繊維 **15.9g**

糖質0g麺を使った C定食

- 糖質0g麺のパッタイ風 ［➡ P87］
- いんげんとオクラのサブジ ［➡ P93］
- お茶

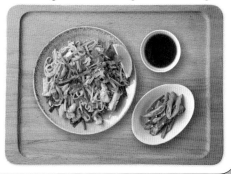
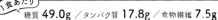

夕食

［1食あたり］糖質 **49.0g** ／タンパク質 **17.8g** ／食物繊維 **7.5g**

具だくさん小鍋の A定食

- 菜飯 ［➡ P25］
  *金曜昼食分も作り置き
- たらのみぞれ鍋 ［➡ P51］

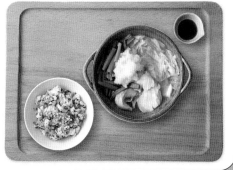

金曜日

〔1日あたり〕糖質 **75.0g** ／タンパク質 **72.7g** ／食物繊維 **29.2g**

朝食

〔1食あたり〕糖質 **29.1g** ／タンパク質 **34.4g** ／食物繊維 **10.8g**

B定食のオムレツを
単品で朝食に

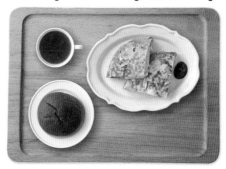

- BASE BREAD リッチ（1袋）
  〔➡ P29〕
- きのこたっぷりスパニッシュ
  オムレツ〔➡ P70〕
- 紅茶

昼食

〔1食あたり〕糖質 **41.3g** ／タンパク質 **22.6g** ／食物繊維 **4.5g**

市販の焼き魚で
B定食アレンジ版
（汁→副菜）

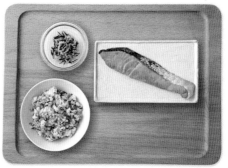

- 菜飯〔➡ P25〕
- 市販焼き魚（鮭1切れ）
- 切り干し大根とひじきの甘酢
  〔➡ P92〕

夕食

〔1食あたり〕糖質 **4.6g** ／タンパク質 **15.7g** ／食物繊維 **13.9g**

具だくさんスープを
ごはんのかわりに
糖質0g麺で

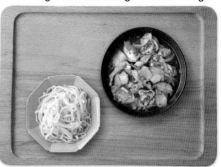

- 糖質0g麺（平麺）〔➡ P28〕
  （スープに入れて温かい麺として食べる）
- 豚肉と白菜の韓国風スープ
  〔➡ P37〕

＊土曜昼食分も作り置き

土曜日

［1日あたり］糖質 **108.8g** ／タンパク質 **88.3g** ／食物繊維 **26.9g**

朝食

［1食あたり］糖質 **27.5g** ／タンパク質 **42.2g** ／食物繊維 **14.3g**

栄養バランスの とれた市販パンで **お手軽モーニング**

- BASE BREAD（ミニ食パン・プレーン1袋）［➡ P29］
- ロースハム（1枚）
- スライスチーズ（1枚）
- コンビニサラダ（1パック）

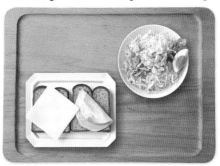

昼食

［1食あたり］糖質 **40.7g** ／タンパク質 **22.5g** ／食物繊維 **4.7g**

前日のスープの残りに ごはんと卵をトッピング

- 豚肉と白菜の韓国風スープ［➡ P37］＋ごはん＋卵

（金曜夕食のスープの残りにごはんと卵1個を加えて温め、好みのかたさに加熱する）

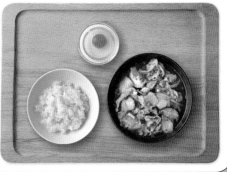

夕食

［1食あたり］糖質 **40.6g** ／タンパク質 **23.6g** ／食物繊維 **7.9g**

魚介たっぷりパスタの **C定食**

- 魚介とにんじんのスープスパゲティー［➡ P77］
- きのことミックスビーンズのマリネ［➡ P90］

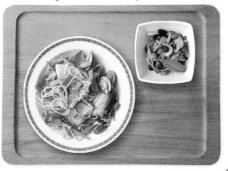

column

\ 我 が 家 の 常 備 菜 の 定 番 /

野菜たっぷり ラタトゥイユ

2003年から3年間を過ごしたフランス時代からよく作っている常備菜です。いろんなレシピを参考に、季節の野菜を入れて作ります。だいたい6〜8人分作り置きするのですが、家族3人で2〜3日で食べ切ってしまいます。お気に入りの具材はパプリカ。とろっとなるのが旨いです。軽く焼いたバゲットにのっけて食べるのが好み。長野はおいしいパン屋さんがいっぱいありますから。冷たくてもおいしいのでお弁当にもよく持っていきます。

作り方 （作りやすい分量）

① 玉ねぎ（1個）、パプリカ（黄・赤各1個）、ズッキーニ（1本）、なす（1本）をそれぞれ1cm角に切る。

② オリーブ油（大さじ2）で①を炒め、塩（小さじ1）を加える。

③ つぶしたトマトの水煮缶（1缶〈400g〉）を加えて、水けがなくなるまで煮込み、塩、こしょうで味を調える。

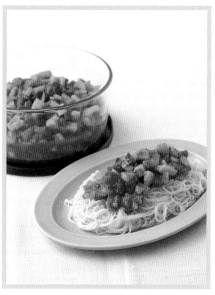

ラタトゥイユ（奥）と、冷製パスタ風のラタトゥイユそうめん（手前）

肝活のヒント

ラタトゥイユのアレンジは、パンにのせる、オムレツの具やソースにする、パスタソースにするほか、意外と合うのがそうめん。冷製パスタの感覚でいただけます。

PART
6

肝活を続けるための
ヒント集

肝活を成功させるための11のヒントを紹介します。
肝臓という臓器のことを正しく知るのはもちろん、
肝活を続けるためのちょっとしたコツや
守ってほしいこと、やるといいことなど。
6カ月がんばれたら一生元気な肝臓になっているはず。

Hint 1

正しい知識をもとう❶
肝臓ってこんな臓器

　肝臓は、全臓器中で最重量の1000〜1800g。基礎代謝の27%を消費し、これも全臓器中で最大。365日24時間、どんなに忙しくても、しんどくても休みなく働き続ける"沈黙のハードワーカー"。脂肪肝や脂肪肝炎が進行していても、末期の肝硬変になるまでは自覚症状がほとんどないのが、"沈黙の"といわれるゆえんです。

　肝臓は門脈で小腸とつながり、心臓からの大動脈、心臓へ向かう下大静脈で全身とつながって、3つの重要な働きをこなしています。

　まず、消化管から侵入した異物を攻撃する「免疫機能」。そして、腸で吸収された栄養素を全身の細胞で使える形に加工し、余った栄養素を中性脂肪などにかえて貯蔵する「代謝機能」。最後に、アルコールやアンモニアなどの有害物質を分解・無毒化する「解毒作用」。肝臓は、まさに人体の化学工場といってもいいかもしれません。

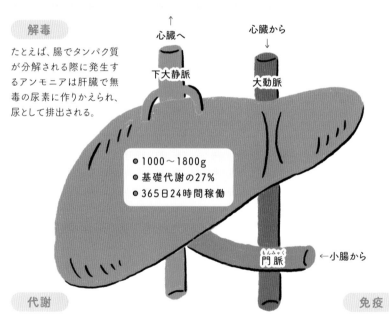

解毒
たとえば、腸でタンパク質が分解される際に発生するアンモニアは肝臓で無毒の尿素に作りかえられ、尿として排出される。

心臓へ↑
下大静脈

心臓から↓
大動脈

● 1000〜1800g
● 基礎代謝の27%
● 365日24時間稼働

門脈　←小腸から

代謝
栄養素を使える形に変換し、余りは中性脂肪として貯蔵するが、食べすぎで脂肪がどんどん溜まると脂肪肝に。

免疫
細菌やウイルス、真菌（カビ）を食べて攻撃するマクロファージの一種であるクッパー細胞は、80%が肝臓に存在する。

正しい知識をもとう❷
脂肪肝は7％の体重減で改善

　肝臓の病気で近年増えているのが「非アルコール性脂肪肝炎（NASH）」です。原因は糖質のとりすぎ。余分な糖質は肝臓で中性脂肪に作りかえられ肝臓に蓄積されていきますが、この蓄積された脂肪は毒性をもつため細胞が壊死してしまいます。肝細胞はこれを修復して働き続けますが、修復のたびに線維組織が分厚くなり、肝硬変・肝がんへと至ります。全肝細胞の5％以上が脂肪化している状態が「脂肪肝」とされます。

　脂肪肝は7％の体重減少で改善することが報告されています。ただし、無理なダイエットで急激にやせることはおすすめできません。肝に銘じてほしいのが「1・2・3の法則」です。『1月で2キロ減量3カ月で6kg減量達成』というもの。減量すべき体重が6kg以上でも最初の1カ月は－2kgをまずは目指しましょう。

1・2・3の法則で7％の体重減！

最初の1カ月で2kg減に成功すれば、80％の人が3カ月後に7％減に成功しています！

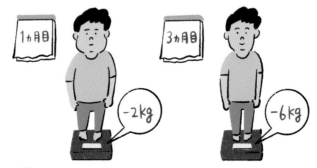

1カ月目 −2kg　　3カ月目 −6kg

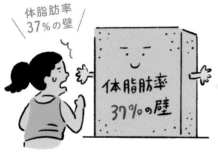

体脂肪率37％の壁

体脂肪率37％の壁

> スマート外来でのデータを見ると体脂肪率37％を切るまでは皮下脂肪が落ちないため、外見に変化が現れないことがあります。これは、脂肪が「肝細胞の脂肪」「内臓脂肪」「皮下脂肪」の順に落ちるためと考えられます。37％までは変化がなくても挫折しない！

記録は継続なり

毎日、体重をはかって記録

　肝活を続けるうえで大切なのが、自分の体重を把握すること。そのために、毎日1回、決まった時間に体重をはかって記録しましょう。カレンダーや手帳につけてもいいですし、便利な無料アプリを活用するのもよいでしょう。スマート外来で使用している記録表を左ページに掲載しました。以下の二次元コードからダウンロードもできます。これは体重の変遷をグラフで見ることができるようになっているので、体重が減っていくのが一目瞭然。モチベーション維持にも役立ちます。

　もうひとつ、ぜひはかるクセをつけてほしいのが、食材です。とくにごはんや、パンなど主食の重量をはかることを習慣にして、糖質の食べすぎを防ぎましょう。毎日はかっているうちに、食べてもよい量が感覚としてわかるようになります。肝臓から脂肪を落とす第一歩としてはかることを始めましょう。

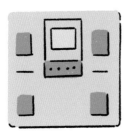

体重計
できれば体脂肪率やBMIもはかれるデジタルのタイプがおすすめ。毎日決まった時間にはかること。

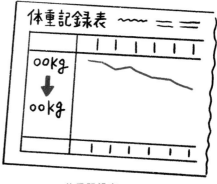

体重記録表
目標体重にマーカーでラインを引くなどすれば、目標を自覚しやすく、がんばろうという気持ちにも。

食材をはかる習慣を

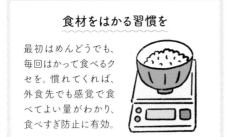

最初はめんどうでも、毎回はかって食べるクセを。慣れてくれば、外食先でも感覚で食べてよい量がわかり、食べすぎ防止に有効。

**体重記録表の
ダウンロードはこちらから**
▼

https://www.shin-sei.co.jp/np/
isbn/978-4-405-09452-9/

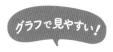

体重記録表

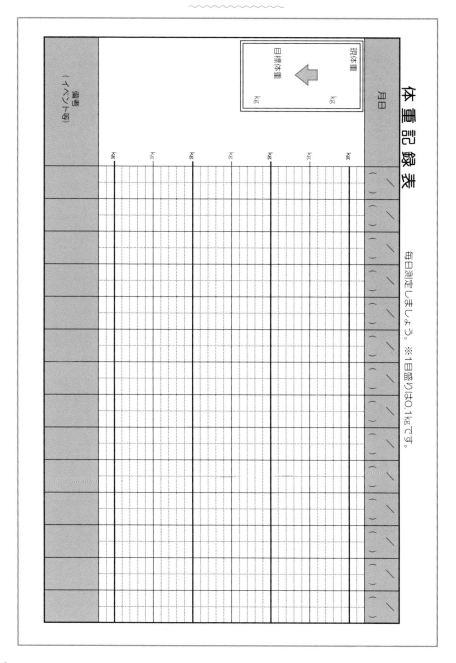

体 重 記 録 表

毎日測定しましょう。※1目盛りは0.1kgです。

現体重 ____ kg
目標体重 ____ kg

月日

備考（イベント等）

血糖値の急上昇も抑えられる

朝食は食べてやせる！

　朝は忙しくて食べる時間がない、1食抜いたほうが糖質を減らせるなどといって、朝食を食べなかったり、コーヒーや野菜ジュースだけですますのは大間違いです。

　血糖値の急上昇が糖尿病や脂肪肝の引き金になることは知られていますが、実は朝食を抜くと血糖値の急上昇を招きかねないのです。「セカンドミール効果」といって、最初にとった食事が次の食事の血糖値上昇に影響することが報告されており、朝食をきちんと食べることで、昼食後の血糖値の急上昇を抑えられると考えられるのです。

　また、朝食に主食とタンパク質、野菜（食物繊維）をバランスよくとることで、胃腸が活発に動いて代謝が上がり、体のリズムが整います。さらに、便通にも有効で、体によい影響が目白押しなのです。

肝臓先生のおすすめ朝食

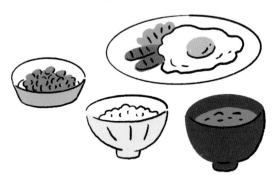

和定食なら、ごはんに目玉焼きか卵焼き、納豆、野菜をたっぷり入れた具だくさんみそ汁。忙しいときは、豆腐や卵を野菜のみそ汁にプラスしておにぎりをつければ簡単A定食が完成です。

ある日の朝食

長野の特産ブルーベリーをよくいただきます。冷凍保存して、半解凍のしゃりしゃりで食べてもおいしい。この日は、小麦外皮を使った食物繊維たっぷりのシリアルと、タンパク質多めの自家製カスピ海ヨーグルト、冷凍ブルーベリーの洋風モーニング。

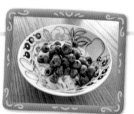

（撮影：尾形 哲）

小鉢換算でカンタン計算

野菜1日350gのクリア術

肝活の3つのルールの1つに「野菜を今までの2倍、1日350g以上を目標に食べる」があります。Hint3でお話ししたように、食材ははかって食べるのが理想ですが、野菜1つ1つをはかるのはかなりのストレスでしょう。また、外食やテイクアウト惣菜となると明確に重量がわからないケースもあります。

そこで、目安として覚えておきたいのが小鉢換算術です。野菜の小鉢1皿を70gの野菜として、1日5～6皿食べるようにしましょう。メイン料理の付け合わせ野菜や野菜のみそ汁も1皿と考えてOK。本書で紹介しているA定食の具だくさん汁物＆小鍋、B定食の主菜、C定食のワンボウルなら小鉢2～3皿分に。

ただし、じゃがいもなどのいも類、かぼちゃ、とうもろこしは、糖質が多いので野菜としてカウントしないこと。主食に置き換えましょう（➡P26）。

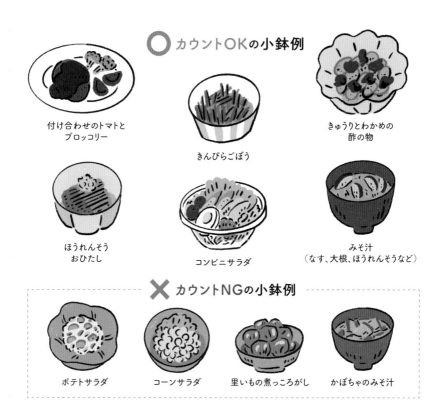

⭕ カウントOKの小鉢例

付け合わせのトマトとブロッコリー

きんぴらごぼう

きゅうりとわかめの酢の物

ほうれんそうおひたし

コンビニサラダ

みそ汁（なす、大根、ほうれんそうなど）

❌ カウントNGの小鉢例

ポテトサラダ

コーンサラダ

里いも煮っころがし

かぼちゃのみそ汁

甘い飲み物には落とし穴がある

飲み物は水・お茶・ブラックコーヒーに

糖質のとりすぎで気をつけたいのが甘い飲み物、いわゆる加糖飲料（清涼飲料水）です。市販されているこれらの飲み物には人工的にトウモロコシから精製された「果糖ブドウ糖液糖」が使われていることがほとんどですが、この「果糖」は肝臓でしか使われることがないため、とりすぎると肝臓に大きな負担をかけることになります。

下記に「果糖ブドウ糖液糖」が使われている飲料例をあげましたが、野菜ジュースやスポーツドリンク、乳酸菌飲料など、一般的に健康によいとされているものもあります。しかし、これらの飲料は、脂肪肝や糖尿病の人にとっては、病状を悪化させる可能性が高いのです。実際、脂肪肝の患者さんに加糖飲料を飲む習慣のある人は多く、彼らに飲むのをやめてもらうだけで肝機能の改善が見られました。飲み物は水・お茶・ブラックコーヒーを習慣に。

果糖ブドウ糖液糖が使われている飲料例

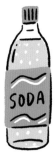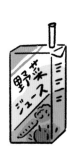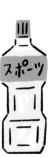

炭酸飲料、100％フルーツジュース（オレンジジュースなど）、100％野菜ジュース、ヨーグルトドリンク、スポーツドリンク、缶コーヒー、ミルクティー、栄養ドリンク、乳酸菌飲料など

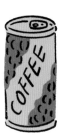

たとえば、缶コーヒー1本、乳酸菌飲料1本にはスティックシュガー約4本分（12〜13g）の砂糖が含まれている！

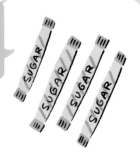

太りやすく、肝臓への負担も大きい

超加工食品に要注意

「超加工食品」とは、簡単にいうと糖分や塩分、脂肪を多く含む加工済の食品で、添加物を加え常温で保存できたり、日持ちをよくしてある食品です。Hint6でお話しした、肝臓の敵ともいえる「果糖ブドウ糖液糖」は、超加工食品にもよく使われています。

この超加工食品は脂肪肝・肥満の元凶といえ、男女20人に超加工食品と最小加工食品を2週間ごとに摂取してもらったアメリカの研究では、超加工食品を食べた期間のほうが1日平均500kcal多く摂取し、体重も増加したといいます。

しかし、超加工食品を完全に避けるのは不可能です。肝活最初の1カ月はできれば避け、その後は頻度を下げる努力を。下図は、マイケル・グレガー先生の『食事のせいで、死なないために 食材別編』（NHK出版）で紹介されている「食の信号」の考え方を肝活にアレンジしたものです。これを参考に、肝活しましょう。

 積極的に

肝臓が喜ぶ食品 ➡ 植物性未加工食品

野菜　　果物　　玄米やオートミール（未精製の穀類など）　ナッツ

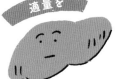 適量を

肝臓には必要だが食べすぎ注意の食品

➡ 植物性加工食品・動物性未加工食品

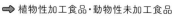

白米や精製小麦のパン・麺類（精製された穀類など）　　ステーキ・刺身・焼き魚（生や焼いただけの 肉や魚）

 控えよう

肝臓が嫌がる食品 ➡ 植物性超加工食品・動物性加工食品

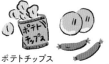

ポテトチップス　　カップ麺　　菓子パン　　果糖ブドウ糖液糖入りの加糖飲料

ハム・ソーセージ

Hint
8

やめられないならまず減らす ①

おやつとの付き合い方

　肝活では3食しっかり食べておやつは食べないのが基本ですが、急にはやめられないものです。ならば、減らすことから始めましょう。

　その場合、減らすべき優先順位がポイントです。まずはおやつのなかでも、Hint6、7でお話しした「甘い飲み物（加糖飲料）」「超加工食品」をやめること。食べてもよいのは、Hint7で紹介している植物性未加工食品です。ただし、ドカ食いは禁物。下記に小腹がすいたときにおすすめの食品をあげました。ミネラルが豊富なナッツ類、タンパク質が豊富で腹持ちもよいゆで卵のほか、加工品ですがチーズや魚肉ソーセージ、最近コンビニでみかける豆腐バーもおすすめ。どうしても甘いものが食べたいときは、むき甘栗を3〜5個。糖質は多めですが、食物繊維豊富で血糖値の急上昇を防げます。食べたいのを我慢しすぎると、逆にストレスとなって肝活の妨げとなりますから、上手に付き合うのが得策です。

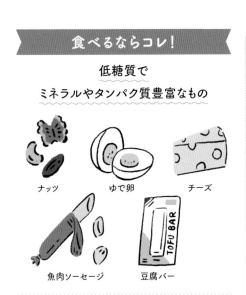

食べるならコレ！

低糖質で
ミネラルやタンパク質豊富なもの

ナッツ　　　ゆで卵　　　チーズ

魚肉ソーセージ　　　豆腐バー

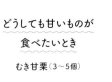

どうしても甘いものが
食べたいとき

むき甘栗（3〜5個）

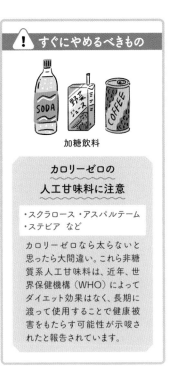

！ すぐにやめるべきもの

加糖飲料

カロリーゼロの
人工甘味料に注意

・スクラロース ・アスパルテーム
・ステビア　など

カロリーゼロなら太らないと思ったら大間違い。これら非糖質系人工甘味料は、近年、世界保健機構（WHO）によってダイエット効果はなく、長期に渡って使用することで健康被害をもたらす可能性が示唆されたと報告されています。

Hint
9

やめられないならまず減らす❷

お酒との付き合い方

おやつと同様、やめられないなら減らすことから始めましょう。

では、どれぐらいにすればいいのか。毎日飲んでいた人は週に1日の休肝日を。1日あたりの酒量は、お酒を飲んで顔が赤くならない（アルコール分解酵素の活性が高い）人は純アルコール60g、赤くなる人は40gまでにすることからスタート。

糖質0の焼酎やウィスキーは太らないと思われがちですが、アルコール1gに7.1kcalが含まれ、市販のハイボールになると割っているソーダに糖質が含まれるなど、実は同量のビールより高カロリーで糖質も多くなることがあります。お酒は4食目になりかねません。お酒を飲むときは、主食は控えましょう。

また、太らない飲み方をすることも大事。ジョッキではなく瓶ビールをシェアしたり、合間にちょこちょこ水を飲んだり、空腹で一気に飲まず、野菜やタンパク質のおかずを食べてから飲むなど工夫を。

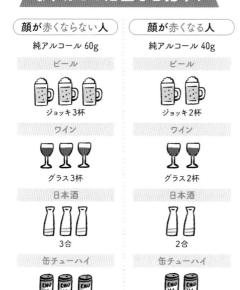

1日あたり

まずはこの酒量を目指す！

顔が赤くならない人
純アルコール60g

ビール
ジョッキ3杯

ワイン
グラス3杯

日本酒
3合

缶チューハイ
3缶（1缶350㎖）

顔が赤くなる人
純アルコール40g

ビール
ジョッキ2杯

ワイン
グラス2杯

日本酒
2合

缶チューハイ
2缶（1缶350㎖）

"質を上げて"飲みすぎ防止

コスパがよいといわれるようなストロング系缶チューハイは、血中アルコール度が急激に上がりやすく、甘味料が含まれているため太りやすい。質のよいお酒を少しずつ味わって飲むのが、結果的に飲みすぎを防ぐことに。

"ノンアル"も選択肢に

ノンアルコール飲料でも、アルコールと同じリラックス効果が得られたという報告があります。ストレスから飲酒に走ってしまう人は、ノンアルコールビールや微アルコール飲料も選択肢に。

体重減少の停滞期にも効果的
1日10分〜を目標に運動を

ここでは、体重を落とすための運動というよりは、筋肉量をキープし、太りにくい体をつくるための運動と考えてください。ですから、息が上がるような激しい運動は不要です。1日10分以上を目安に続けることが大事です。

手軽にできる筋トレと有酸素運動を下記に紹介しています。おすすめの時間帯は食事の前後30分以内。食事前後の筋トレによって筋肉内のエネルギー源であるグリコーゲンを消費することで、食後血糖値上昇のピークを下げることができるためです。

体重減少の停滞期に入ってしまったときも、運動は有効です。筋肉量を上げることで代謝を上げ、やせやすい体づくりに役立ちます。

おすすめ筋トレ❶　スロースクワット

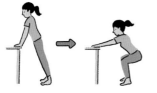

❶ 両足を肩幅に開き、安定した椅子の背やテーブルに手をつく。

❷ お尻を後ろに引くように7秒かけて腰を落とし、7秒かけて❶に戻る。1セット10回を1〜2分の休憩を挟んで2〜3セット行う。

おすすめ筋トレ❷　プランク

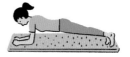

うつぶせになり、前腕と肘、つま先で体を支えてキープ。横から見て肩から足首までが一直線になるように。ゆっくり呼吸をしながら20秒キープで1セット。10秒の休憩を挟んで3セット行う。

おすすめ有酸素運動❶　スローステップ

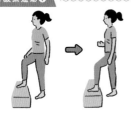

❶ 片足ずつ踏み台に乗せる。

❷ 最初に乗せた足から、片足ずつ降りる。10〜15分連続して行う。

＊踏み台がなければ階段でもOK

おすすめ有酸素運動❷　インターバル速歩

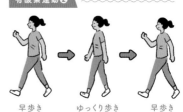

早歩き　　ゆっくり歩き　　早歩き

3分早歩きをしたら、3分ゆっくり歩きを繰り返す。コンビニや駅に行く道中などを利用し10分ほど行う。

＊信州大学大学院特任教授・能勢博先生提唱の方法

キープ中も脂肪は落ち続ける

6カ月キープできれば肝活成功!

　1カ月で2kg、3カ月で6kg（7%の体重）の減量に成功したら、その体重を6カ月キープしてみましょう。

　スマート外来の患者さんをみていると6カ月キープできれば、それが自分の体重として定着できるようです。

　冒頭にもお話ししましたが、大事なのは最初の1カ月で2kg落とせるか。ここで成功すれば、食べ方のコツをつかめます。次の2カ月はその食べ方にも慣れ、さらに次の3カ月は、意識しなくても自然と肝活が行えるようになっているはず。

　このキープ期間では、体重が増えなければごはんの量を増やしてもOK。ときどきおやつを食べたり、お酒を飲んでもかまいません。体重計と相談しながら食べ方を調整していってください。そうすれば、一生肝臓が元気で太らない体でいられるでしょう。

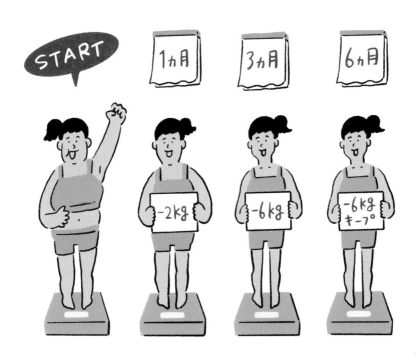

タンパク質量

一目でわかる！

おもなタンパク質食材に含まれる100gあたりのタンパク質量を紹介します。

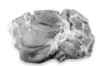

鶏もも肉
17.0g

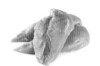

鶏むね肉
17.3g

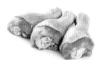

鶏手羽元
16.7g

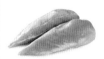

鶏ささみ肉
19.7g

鶏ひき肉
14.6g

豚バラ肉
12.8g

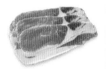

豚ロース肉
17.2g

豚もも肉
16.9g

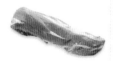

豚ヒレ肉
18.5g

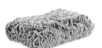

豚ひき肉
15.9g

フランクフルト
11.0g

ロースハム
16.0g

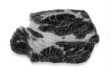

牛肩ロース肉
13.7g

牛もも肉
16.0g

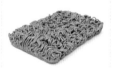

牛ひき肉
14.4g

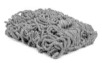

合いびき肉
14.9g（牛：豚＝7:3の場合）

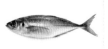

あじ
16.8g

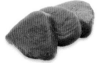

かつお
20.6g

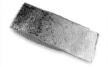

鮭
18.9g

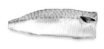

さば
17.8g